Otto Ziehaus, Annette Kerckhoff

Depression

Was tun bei ...

Depression

Homöopathie
und Komplementärmedizin

Otto Ziehaus
Annette Kerckhoff

KVC | VERLAG

KVC Verlag | NATUR UND MEDIZIN e. V.
Am Deimelsberg 36, 45276 Essen
Tel.: (0201) 56305 70, Fax: (0201) 56305 60
www.kvc-verlag.de

Ziehaus, Otto; Kerckhoff, Annette
Depression – Homöopathie und Komplementärmedizin

Wichtiger Hinweis: Für Angaben über Dosierungsanweisungen und Applikationsformen kann vom Verlag keine Gewähr übernommen werden. Jede Dosierung oder Applikation erfolgt auf eigene Gefahr des Benutzers. Geschützte Warennamen (Warenzeichen) werden nicht besonders kenntlich gemacht.

ISBN 978-3-945150-64-1

2., bearbeitete Auflage

klimaneutral
natureOffice.com | DE-574-802212
gedruckt

Umschlaggestaltung: eye-d Designbüro, Essen
Druck: Union Betriebs-GmbH, Rheinbach

Inhalt

Einleitung 1

Depression

Einordnung der Depression 7
- Dysthymie 8
- Anpassungsstörung 9
- Burnout-Syndrom 9
- Somatoforme Störungen 9
- Neurasthenie, Chronic Fatigue-Syndrom, Fibromyalgie-Syndrom 10
- Generalisierte Angststörung, Panikstörung, Phobie 10

Symptome der Depression 13

Schweregrade und Unterformen......................... 15
- Schweregrade 15
- Unterformen.. 16

Selbstmordgefährdung (Suizidalität) 18

Ursachen und Entstehung 20
- Vererbung... 21
- Gen-Umwelt-Interaktion 21
- Psychodynamische Faktoren 22
- Verhaltenstherapeutische Faktoren 23
- Biologische Faktoren 24

Historischer Exkurs: Melancholie 26

Wann bin ich depressiv? –
Der „5-Fragebogen“ 28

Folgen der Depression 30

Hilfe annehmen 31

Die konventionelle Behandlung

Antidepressiva 35

Nutzen und Wirksamkeit, Risiken und
Nebenwirkungen von Antidepressiva 38

Der Tipp aus der Wissenschaft: Die homöopathische Behandlung der Depression

Die Homöopathie 41
- Ein psychiatrischer Fall 44
- Studienlage 46
- Zum Projekt der Carstens-Stiftung 48

Wann sollte eine homöopathische
Behandlung erfolgen? 49

Einzelmittel oder Kombinationsmittel 50

Häufig eingesetzte homöopathische Mittel 52
- *Arsenicum album* 54
- *Aurum metallicum* 54

Helleborus niger 55
Ignatia amara 55
Lac caninum 56
Lachesis muta 56
Lycopodium clavatum 57
Natrium muriaticum 58
Nitricum acidum 58
Nux vomica 58
Sepia 59

Weitere komplementärmedizinische Therapien bei Depression

Ordnungstherapie und Mind-Body-Medizin 65
Baustein Achtsamkeit 67
Entspannung und Stressmanagement für zuhause 68
Bewegungstherapie 70
Ausdauersport 70
Qigong 71
Feldenkrais 72
Tanztherapie 72
Pflanzenheilkunde 74
Lavendel 74
Johanniskraut 76
Kava-Kava 78
Baldrian 78

Mikronährstoffe 80
Homocystein, S-Adenosylmethionin, Folsäure und Vitamin B12 80
Vitamin D 82
Mineralien 83
Omega-3-Fettsäuren 84

Tipps für die Selbsthilfe

Einnahme von Mikronährstoffen 85
Komplexmittel, pflanzliche Arzneimittel und anthroposophische Arzneien 88
Schmerzen 89
Schlafstörungen 93
Unruhezustände 97

Hilfreiche Internet-Adressen 102
Literatur 103
Der Autor 110
Die Autorin 110

Einleitung

Depressive Störungen sind die häufigsten psychischen Erkrankungen. In Europa leiden ca. 18,5 Millionen Menschen an einer *Major Depression* (MD, unipolare[1] schwere Depression), in Deutschland sind es derzeit etwa vier Millionen Menschen. Aus Befragungen weiß man, dass 20 % der Menschen an einer Depression leiden oder schon einmal davon betroffen waren (Wittchen et al. 2005). Unter den zehn wichtigsten Krankheiten der Industriestaaten belegt laut WHO die *Major Depression* bezogen auf „Lebensjahre mit Behinderung" den zweiten Platz nach Rückenschmerzen (Ferrari et al. 2013). Mit anderen Worten: Depressionen rauben den Menschen mehr gesunde Lebensjahre und damit auch Lebensfreude und Lebensqualität als die meisten anderen Krankheiten.

Dieser Verlust betrifft in erster Linie die erkrankten Menschen selbst. Für sie werden einfache Anforderungen des Alltags zu schier unüber-

---

[1] Unipolare werden von bipolaren Störungen unterschieden, bei denen Menschen depressive und manische Phasen erleben.

windbaren Hindernissen: Sie haben keinen Hunger mehr, können nicht mehr schlafen, nicht mehr denken, verlieren das Interesse an ihrer Umwelt – eine Situation, die auch die Angehörigen strapaziert und belastet.
Neben dem persönlichen Schaden ist auch der gesundheitsökonomische Aspekt dieser Erkrankung immens. Europaweit werden für direkte und indirekte Krankheitskosten jährlich über 100 Milliarden Euro ausgegeben (Andlin-Sobocki, Wittchen 2005), in Deutschland belaufen sich die Krankheitskosten 2008 auf 5,2 Milliarden Euro (Statistisches Bundesamt 2016).
Die Zahlen bestätigen außerdem die Befürchtung, dass Depressionen in Zukunft immer häufiger auftreten werden. Die Erforschung der Ursachen einer Depression und deren effektive Therapie werden daher bei der prognostizierten Zunahme der depressiven Erkrankung immer wichtiger. Man geht derzeit davon aus, dass viele Faktoren bei der Entstehung der Krankheit eine Rolle spielen, unter ihnen genetische, biologische und psychosoziale Faktoren.
Auch wenn es entsprechend der verschiedenen ursächlichen Faktoren durchaus heterogene Therapieansätze gibt, z. B. die Schlafentzugstherapie,

die Elektrokrampftherapie oder die Lichttherapie, sind die wichtigsten Pfeiler heute die Psychotherapie und, in erster Linie, die medikamentöse Behandlung der Depression mit Antidepressiva. Ihr Stellenwert wird an Zahlen deutlich: Bereits von 1993 bis 2003 hat sich die Verordnung von Antidepressiva verdoppelt (600 Millionen definierte Tagesdosen 2003). 2011 waren es dann 1257 definierte Tagesdosen (Schwabe, Paffrath 2004, 2012). Allein von 2009 auf 2010 erhöhte sich die Verordnungsmenge um 12,8 % (AOK Rheinland/ Hamburg 2011). In einer englischen Untersuchung verursachte die medikamentöse Behandlung 84 % der direkten Krankheitskosten (Thomas, Morris 2003).

Die Therapie der Depression ist dabei nicht ohne Probleme:

- Nur 36 % der Betroffenen mit affektiven Störungen (d. h. Stimmungsstörungen oder Störungen des emotionalen Gleichgewichts wie die Depression und die bipolare Störung) suchen professionelle Hilfe auf.
- Nur etwa 10 % der Patienten mit psychischen Erkrankungen erhalten eine angemessene Versorgung (Wittchen et al. 2005).

- Bei ca. 21–35 % der Patienten mit einer medikamentösen Behandlung bestehen weiterhin Symptome, und sogar 80 % der Patienten, die auf eine medikamentöse Behandlung angesprochen haben, erleiden zumindest eine erneute depressive Episode. Bei 10–20 % der Patienten wird der Verlauf chronisch, woran die moderne antidepressive Behandlung nichts geändert hat (Moeller 2008; Kennedy et al. 2002).
- Hinzu kommt, auch im Falle einer Verordnung, dass die Akzeptanz einer medikamentösen Behandlung psychischer Störungen in der Allgemeinbevölkerung relativ niedrig ist. Entsprechend hoch ist die Rate an *Non-Compliance*[2] (Hansen, Kessing 2007).

So besteht also einerseits eine Unterversorgung bei der Behandlung depressiver Störungen, andererseits sind die Therapieoptionen trotz der erzielten Fortschritte teilweise ungenügend oder werden abgelehnt.

---

[2] *Non-Compliance* ist die fehlende Bereitschaft der Patienten, die therapeutischen Anweisungen zu befolgen, also beispielsweise, die Medikamente gemäß Anweisung einzunehmen.

Genau dies war der Anlass für diesen Ratgeber: Wir wollen andere Therapieoptionen aus dem Bereich der Komplementärmedizin vorstellen. Erhebungen aus dem Jahr 1998 zeigen bereits, dass psychische Erkrankungen wie Angst oder Depression und die damit einhergehenden Beschwerden wie Schlafstörungen zu den häufigsten Gründen zählen, warum Patienten komplementärmedizinische Behandlungsformen in Anspruch nehmen (Eisenberg et al. 1998). Ein erheblicher Anteil der Diagnosen in deutschen homöopathischen Praxen werden nach ICD10 unter „Psychische und Verhaltensstörungen" (F00–F99) codiert und stehen nach den Erkrankungen des Atemsystems und der Haut mit 25 % an dritter Stelle (Hoffmann 2008).

Dieser Ratgeber richtet sich an Angehörige und Betroffene mit leichter bis mittelschwerer Depression. Er möchte über die Depression informieren. Neben der konventionellen Medizin werden komplementärmedizinische Verfahren vorgestellt, die sich in der Behandlung der Depression als unterstützende oder ergänzende Maßnahmen bewährt haben.

In einem Projekt der Carstens-Stiftung, das die Integration der Homöopathie in eine psychiatrische Klinik förderte, wurden alle Formen seelischer Erkrankungen begleitend homöopathisch behandelt. Die Erfahrungen, die hierbei gewonnen wurden, werden in diesem Ratgeber präsentiert.

Weitere Therapieformen bzw. unterstützende Maßnahmen aus der Pflanzenheilkunde, Bewegungstherapie und Ordnungstherapie bzw. Mind-Body-Medizin ergänzen den Ratgeber. Gerade letztere Maßnahmen zielen vor allem darauf ab, die Eigenaktivität des Patienten zu stärken und sind daher auch für die allgemeine Stärkung der psychischen Gesundheit geeignet.

Otto Ziehaus und Annette Kerckhoff
Berlin, im Mai 2016

Depression

„Hier vor allem liegt das Rätselhafte der Schwermut: Wie Leben sich gegen sich selber kehrt; wie die Antriebe der Selbsterhaltung, Selbstachtung, Selbstförderung durch den der Selbstaufhebung so eigentümlich durchkreuzt, unsicher gemacht, entwurzelt werden können. Man möchte sagen, im Wesensbild der Schwermut stehe der Untergang als ein positiver Wert; als etwas Ersehntes, Gewolltes."
(Romano Guardini, *Vom Sinn der Schwermut)*

Einordnung der Depression

Es gibt ein breites Spektrum an psychischen Störungen, die mit Depression assoziiert werden. Hierzu zählen die folgenden Erkrankungen, die im Anschluss kurz charakterisiert werden:

- Dysthymie
- Anpassungsstörung
- Burnout-Syndrom
- Somatoforme Störungen
- Neurasthenie, Chronic Fatigue-Syndrom, Fibromyalgie-Syndrom
- Generalisierte Angststörung, Panikstörung, Phobie

Die einzelnen Erkrankungen können ineinander übergehen, und es können zwei Erkrankungen gleichzeitig vorliegen. Der Gebrauch von Begriffen wie Depression und Burn-out in der Allgemeinsprache führt zusätzlich zu Irritationen und Missverständnissen.

Den hier aufgelisteten Erkrankungen gemeinsam ist eine Störung der affektiven Regulation (Gefühls- und Gemütsbewegung) der Person, die entweder zu mehr psychischen oder mehr körperlichen Symptomen führen. Die Ursachen sind vielfältig, häufig liegt eine multifaktorielle Entstehung vor, auf die weiter unten noch eingegangen wird.

Dysthymie

Das Charakteristikum der Dysthymie ist die andauernde affektive Verstimmung über mindestens zwei Jahre ohne eine eigentliche depressive Episode. Die Symptome sind ähnlich wie bei der Depression, jedoch weniger stark ausgeprägt. Das heißt: Die Stimmung ist getrübt, und es gibt über lange Zeit weder ausgeprägte Hochs noch ausgeprägte Tiefs.

Anpassungsstörung

Als so genannte Anpassungsstörung bezeichnet man die die Reaktion auf ein einschneidendes, belastendes Ereignis, beispielsweise den Tod eines Angehörigen, ein traumatisches Erlebnis, einen Schock oder einen Unfall. Wichtig ist, dass die Anpassungsstörung nach einem angemessenen Zeitraum (sechs Monate) bewältigt ist und nicht in eine Depression mündet.

Burnout-Syndrom

Das Burnout-Syndrom wird immer häufiger zitiert. Es ist eine berufsbezogene Störung, die mit Erschöpfung einhergeht. Die Symptomatik zeigt Überschneidungen mit der Depression und der Anpassungsstörung.

Somatoforme Störungen

Die somatoformen Störungen sind gekennzeichnet durch körperliche Beschwerden, für die keine organischen Ursachen gefunden werden. Sehr häufig treten sie gemeinsam mit einer Depression oder einer Angsterkrankungen auf

(Burton et al. 2011). Gerade Depressionen können sich auch hinter körperlichen Beschwerden verstecken, die dann vom Arzt als solche behandelt werden, ohne dass die Depression als Ursache erkannt wird. Man spricht hier von einer „larvierten Depression“.

Neurasthenie, Chronic Fatigue-Syndrom, Fibromyalgie-Syndrom

Neurasthenie geht mit Erschöpfung, Ermüdbarkeit und Muskelschmerzen einher. Das Chronic Fatigue-Syndrom hat sehr ähnliche Symptome und ist kaum von der Neurasthenie abzugrenzen. Ebenso ist das Fibromyalgie-Syndrom durch Schmerzen und Erschöpfungszustände gekennzeichnet. Es gibt Überlappungen zur Neurasthenie und zum Chronic Fatigue-Syndrom. So kommt es auch bei einer Depression zu Müdigkeit, Schmerzen und anderen psychosomatischen Symptomen (somatisierte Depression).

Generalisierte Angststörung, Panikstörung, Phobie

Bei der generalisierten Angststörung handelt es sich um ein über mehrere Wochen bis Monate anhaltendes Angstgefühl, das nicht auf bestimmte Dinge oder Situationen gerichtet ist und das auftritt, ohne dass eine reale Bedrohung besteht. Übermäßig starke Sorgen unspezifischer Art sind charakteristisch. Depression und Angst kann häufig nicht unterschieden werden. Bei ca. 70 % der Patienten besteht zusätzlich zur Angststörung auch eine Depression.

Die Panikstörung ist gekennzeichnet durch wiederkehrende Angstanfälle von ca. 10 bis 20 Minuten Dauer. Die Anfälle sind begleitet von Herzklopfen, Atemnot, Schwindel, Benommenheit, aber auch möglicherweise Erstickungsgefühlen und Missempfindungen.

Bei einer Phobie handelt es sich um eine Störung, deren Symptome (insbesondere Angst) durch bestimmte Objekte oder Situationen ausgelöst werden können. Bekannte Beispiele sind Tierphobien oder Höhenangst.

Insgesamt ist also die Abgrenzung der o. g. Diagnosen nicht unproblematisch. Es gibt teilweise eine diagnostische Unschärfe (Chronic Fatigue-Syndrom), Übergänge zwischen den Erkrankungen (Angst und Depression) und das Auftreten zweier Erkrankungen gleichzeitig (Depression und somatoforme Störung).

Die folgenden Ausführungen beschränken sich aufgrund der Bedeutung der Erkrankung und der vielfältigen Überschneidungen zu den bereits genannten Erkrankungen auf die Depression. Wenn es angebracht erscheint, wird auf andere Erkrankungen kurz eingegangen.

Symptome der Depression

Das typische Erkrankungsalter von Menschen mit Depression liegt zwischen dem 30. und 35. Lebensjahr. Frauen sind doppelt so häufig betroffen wie Männer. Die Symptome von depressiven Männern und Frauen sind unterschiedlich: Depressive Männer neigen zu Unruhe, Unzufriedenheit, Gereiztheit. Depressive Frauen neigen eher zu Antriebsstörungen, Schlafstörungen, sozialem Rückzug, „Morgentief" (Parker, Brotchie 2010).

Nach der internationalen Klassifikation der Erkrankungen liegt eine Depression vor (ICD-10: F32), wenn die betroffene Person seit mindestens zwei Wochen unter den folgenden Hauptsymptomen leidet:

- Gedrückte Verstimmung
- Verminderung von Antrieb und Aktivität
- Interesselosigkeit
- Verminderte Fähigkeit zu Freude

Zusätzlich treten häufig folgende Symptome auf:

- Ausgeprägte Müdigkeit nach jeder kleinen Anstrengung

- Schlafstörungen: Schlaflosigkeit und Früherwachen oder ausgeprägter Schlaf, Morgentief
- Appetitlosigkeit, Gewichtsverlust
- Libidoverlust
- Körperliche Symptome wie Schmerzen, Verdauungsbeschwerden
- Störung von Aufmerksamkeit, Gedächtnis und Konzentration
- Vermindertes Selbstwertgefühl und Selbstvertrauen, Gefühle von Wertlosigkeit
- Schuldgefühle
- Negative und pessimistische Zukunftsgedanken
- Suizidgedanken oder erfolgte Selbstverletzung oder suizidale Handlungen

Schweregrade und Unterformen

Schweregrade

Eine Schweregradeinteilung nach Anzahl und Ausmaß der vorhandenen Symptome in leichte, mittelgradige und schwere depressive Episoden wird vom Arzt bei der Diagnosestellung vorgenommen. Bei wiederholtem Auftreten von depressiven Episoden spricht man von einer rezidivierenden Depression. In etwa der Hälfte der Fälle tritt mindestens eine zweite Episode auf. Die Länge einer behandelten depressiven Episode wird auf ca. 16 Wochen geschätzt. Unbehandelte Episoden dauern ca. acht Monate.

Bei einer leichten depressiven Episode ist man noch mit Mühe in der Lage, alltägliche Dinge – Arbeiten, Kochen, Einkaufen – zu erledigen; dies ist beim Schweregrad einer mittelgradigen Episode nur noch unter größten Schwierigkeiten möglich. Bei der schweren depressiven Episode sind neben den sehr ausgeprägten Hauptsymptomen auch die Zusatzsymptome zahlreich vorhanden (vgl. S. 13). Früher sprach man von einer „endogenen Depression", wenn kein äußerer Anlass vorhanden war. Heute wird eine schwere

Depression im Fachjargon vielfach als *Major Depression* bezeichnet.

Unterformen

Man unterscheidet fünf Unterformen der Depression: Die Erkrankung ist entweder durch eine starke Hemmung des Antriebes oder eine starke Zunahme der Unruhe gekennzeichnet. Des Weiteren treten Zwangssymptome, psychotische Symptome oder Organsymptome auf.
Wenn zusätzlich zur depressiven eine manische Erkrankung, d. h. Phasen mit gesteigerter Gemütslage und gesteigertem Antrieb, vorliegt, spricht man von einer „bipolaren" affektiven Erkrankung (Gemütserkrankung). Früher wurde diese Erkrankung als „manisch-depressiv" bezeichnet.

Fallbeispiel: Schwere depressive Episode

Ein 50-jähriger berufstätiger Mann wird nach 30 Jahren Ehe von seiner Ehefrau wegen eines anderen Mannes verlassen. Er entwickelt Lustlosigkeit, d. h. er verliert das Interesse an seinen Hobbys wie Fahrradfahren und Verreisen. Zusätzlich stellt sich eine Antriebslosigkeit ein, die dazu führt, dass er seine Gesundheit vernachlässigt und sich mehr und mehr zurückzieht. Er entwickelt Schlafstörungen und Appetitlosigkeit. Die Symptomatik verstärkt sich zunehmend innerhalb eines halben Jahres nach der Trennung. Der Patient entwickelt Magenbeschwerden, die zu häufigen Arztkontakten führen. Ein entsprechender körperlicher Befund kann jeweils nicht festgestellt werden. Die Symptome werden daraufhin mit antidepressiven Mitteln behandelt. Als sich trotz medikamentöser Behandlung lebensmüde Gedanken einstellen, wird er von seinem Hausarzt in eine psychiatrische Klinik eingewiesen. Bis zu einem bestimmten Punkt kann man das Verhalten des Mannes als „normale" Reaktion bezeichnen. Aber mit der Zeit hat sich die Störung zur behandlungsbedürftigen Depression entwickelt.

Selbstmordgefährdung (Suizidalität)

Eine Depression ist die wichtigste Ursache für eine Selbsttötung, den Suizid. Eine Depression kann bei bis zu 80 % der Personen, die durch einen Suizid gestorben sind, vorliegen. Ein Suizid ohne psychiatrische Erkrankung ist also die Ausnahme.

Männer begehen dreimal so häufig Selbstmord wie Frauen. Frauen dagegen unternehmen dreimal so häufig Suizidversuche wie Männer (Gerrig, Zimbardo 2008).

Zu den Risikofaktoren zählen neben dem Geschlecht soziale Isolation, Krankheit, Arbeitslosigkeit oder ein Suizidversuch in der Familie. Auslöser können z. B. die Jahreszeit (Häufung im Frühjahr und im Sommer) oder andauernde Belastungen sein.

! **Bei Hinweisen, dass Selbstmordgedanken vorliegen oder suizidale Handlungen geplant werden, ist ärztliche Hilfe unverzüglich hinzuzuziehen!**

Bereits nach kurzer stationärer psychiatrischer Intervention ist bei fast allen Patienten mit Suizidabsichten eine Abänderung dieser Absicht herbeizuführen.

Sowohl für Betroffene als auch für Angehörige stellt dies eine wichtige Botschaft dar: Eine Intervention und Behandlung ist auch in einer scheinbar aussichtslosen Situation erfolgreich.

Ursachen und Entstehung

Psychische Erkrankungen wie die Depression entstehen durch ein komplexes Zusammenspiel aus genetischen, neurobiologischen und psychologischen Faktoren. Einzeln betrachtet vermag keiner dieser Faktoren die Erkrankung auszulösen. Je mehr Faktoren aber zusammenspielen, desto größer wird die Empfänglichkeit (Vulnerabilität) und desto eher wird die Erkrankung ausgelöst. Die Wichtigkeit der einzelnen Faktoren ist im Laufe des Lebens nicht gleichbleibend. Sie können positiv und negativ beeinflusst werden. So liegt die Schwelle bis zum Ausbruch der Erkrankung höher oder niedriger.

Es ist üblich, einerseits von einer mehr genetisch verankerten Form der Depression zu sprechen, andererseits von einer mehr psychologisch bedingten Form. Oft ist eine eindeutige Zuordnung allerdings nicht möglich. Es hat sich daher in den letzten Jahren mehr und mehr die Einteilung nach der Schwere der Erkrankung (leichte, mittelgradige und schwere depressive Episode) durchgesetzt.

Vererbung

In Zwillings- und Familienstudien konnte eine genetische Veranlagung für Depressionen gezeigt werden. Das Risiko, an einer Depression zu erkranken, ist bei Personen, in deren Familiengeschichte es eine Person mit Depression gibt, dreimal so hoch wie in der durchschnittlichen Bevölkerung. Bei eineiigen Zwillingen leiden in 40–70 % der Fälle beide an einer Depression.
Vieles deutet außerdem darauf hin, dass bestimmte Gene, die für die Bildung und Verarbeitung des Botenstoffes Serotonin zuständig sind, im Zusammenhang mit einer erhöhten Neigung zur Depression stehen. Eine einheitliche und schlüssige Darstellung dieses Komplexes steht bisher noch aus.

Gen-Umwelt-Interaktion

Vernachlässigung durch Eltern und Traumatisierung führen zu einem höheren Erkrankungsrisiko, wenn gleichzeitig ein genetisches Risiko vorliegt. Das heißt: Menschen ohne genetisches Risiko „überstehen" traumatisierende oder schädigende Kindheitserlebnisse unter Umständen besser. Auf der anderen Seite zieht das Vorhandensein von Risikogenen nicht zwangsläufig eine Erkrankung nach sich. Wenn beschützende Faktoren (z. B. Bezugspersonen) vorhanden sind, tragen die Risiko-Gene nicht zu einem erhöhten Erkrankungsrisiko bei.

Psychodynamische Faktoren

Psychodynamische Ansätze gehen davon aus, dass bei einer Depression eine **Störung der Selbstwertregulation** vorliegt. Das bedeutet, dass durch Misserfolge oder Kränkungen das Selbstvertrauen erschüttert wird. Als Reaktion entstehen dann z. B. Größenphantasien zur Stabilisierung des Selbstwertgefühls. In anderen Fällen kommt es zu Angst vor Nähe oder Verlust. Eine dritte Art der Reaktion beinhaltet Selbstvorwürfe und Überforderungsgefühle. Oft überlappen sich diese drei Arten der Reaktion.
Diese Mechanismen führen direkt in die Depression, weil Konflikte und Frustrationen die Symptomatik wie in einem Teufelskreis verstärken. Je schwerer die Symptomatik, desto geringer sind die Kompensations- und Abwehrmechanismen,

d. h. auch, desto früher, anhaltender oder intensiver trat eine Störung in der Entwicklung der erkrankten Person auf, und desto weniger präsent waren positive Einflussfaktoren wie z. B. konstante Beziehungserfahrungen.
Es ist interessant, dass bei der Entstehung eines solch negativen Selbstbildes auch die Erinnerung an schöne Erlebnisse schwerfällt. Depressive Menschen brauchen sehr viel länger als Nicht-depressive, um sich an schöne Ereignisse in ihrem Leben zu erinnern (Gerrig, Zimbardo 2008).

Verhaltenstherapeutische Faktoren

Unter verhaltenstherapeutischen Gesichtspunkten entsteht die Depression durch eine „erlernte Hilflosigkeit“. Man hat in der Kindheit gelernt, dass negative Erlebnisse nicht kontrolliert und beeinflusst werden können – was dann mit einer depressiven Gemütsreaktion beantwortet wird. Typische Aussagen einer solchen Haltung sind: „Das klappt doch sowieso nicht.“ oder „Ich schaffe das doch eh nicht.“
So ist die erlernte Hilflosigkeit samt dem damit erzeugten Gedankenmuster ein wesentlicher

Baustein in der Entwicklung der Depression und vor allem der Stagnation in diesem Zustand.

Biologische Faktoren

Die gemeinsame Endstrecke der vorgenannten Mechanismen sind neuronale Netzwerke, d. h. Verschaltungen im Gehirn, die durch verschiedene Botenstoffe kommunizieren. Die wichtigsten Botenstoffe sind Noradrenalin, Serotonin und Dopamin.

i **Serotonin** ist als „Glückshormon" bekannt. Es beeinflusst unser Wohlbefinden positiv. **Dopamin** ist ein Neurotransmitter, der entscheidend für unseren Antrieb ist. **Noradrenalin** ist, wie auch Adrenalin, ein „Stresshormon", das in akuten leistungsanfordernden Situationen ausgeschüttet wird.

Die Freisetzung, die Aufnahme, der Abbau und die Bindung an Rezeptoren von Botenstoffen sowie die Weiterleitung des Signals in der Zelle oder die Modulation der elektrischen Leitung der Nervenzellen kann auf allen Ebenen vielfältig beeinflusst bzw. gestört werden. Insbesondere ist eine zeitliche Dimension zu berücksichtigen,

d. h. frühe Störungen (Traumata in der Kindheit) hinterlassen Spuren in diesem Apparat und können zu einer Disposition, eine Depression zu erleiden, führen. Ein geeigneter Stressor führt dann zur manifesten Erkrankung. Ein möglicher Zusammenhang auf genetischer Ebene wurde weiter oben angesprochen.

In der gängigen Meinung ist ein Mangel an Botenstoffen zwischen den Nervenzellen mit der Symptomatik der Depression eng verknüpft (Serotonin-, Noradrenalin- und Dopaminmangel-Hypothese). Die Konzentration der genannten Botenstoffe kann sowohl durch Medikamente als auch durch Psychotherapie beeinflusst werden. Dies ist die rationale Basis für die aktuelle Behandlung der Patienten, wie weiter unten gezeigt wird.

Mittlerweile wurde auch in verschiedenen Bereichen erforscht, welchen Einfluss komplementärmedizinische Verfahren auf den Stoffwechsel der Botenstoffe haben. So weiß man zum Beispiel, dass Bewegung den Serotoninspiegel hebt oder dass Johanniskraut die Serotonin-, Dopamin- und Noradrenalin-Wiederaufnahme hemmt.

Historischer Exkurs: Melancholie

Ein interessantes Verständnis der Melancholie liefert die Vier-Säfte-Lehre oder Humoralpathologie, die bis ins 18. Jahrhundert die Medizin bestimmte. Nach der Vorstellung der Vier-Säfte-Lehre wurde die Gesundheit von vier Körpersäften bestimmt: dem Blut (*sanguis*), dem Schleim (*phlegma*), der gelben Galle (*cholos*) und der schwarzen Galle (*melancholos*). Krankheiten entstanden demnach, wenn einer dieser Säfte im Übermaß vorhanden war. Dies wirkte sich auch auf das Gemüt aus: So wurde ein melancholisches Temperament durch ein Übermaß an schwarzer Galle verursacht.

Die schwarze Galle war nach altem Verständnis durch die Qualitäten „kalt" und „trocken" gekennzeichnet, so dass auch ein Übermaß an Kälte und Trockenheit diese Tendenz begünstigen konnte. Im Gegenzug wurden Lebensmittel oder Anwendungen, die Wärme und Feuchtigkeit zuführten oder aus energetischer Sicht als warm und feucht galten, therapeutisch gegen Melancholie eingesetzt. Dazu gehörten thermische Wärme, feucht-warme Wickel, heiße Suppen, Tees, Brühen u. Ä. Unter den Heilpflanzen galten intensiv grüne Pflanzen wie die Brennnessel oder rote Beeren wie die Holunderbeere und die Brombeere, aber auch die rote Bete in besonderem Maße als blutbildend und damit einer Melancholie entgegensteuernd.

i Dieser Ansatz ähnelt in vielem dem Konzept des Ayurveda oder der Traditionellen Chinesischen Medizin. Ihnen ist ein so genanntes somatopsychisches Weltbild gemeinsam: Der Zustand des Körpers bestimmt die psychische Verfassung. Entsprechend kann der Mensch durch seinen Lebensstil Einfluss auf seine Gemütsverfassung nehmen – eine Haltung, die auch dem Therapiekonzept der Mind-Body-Medizin entspricht (siehe weiter unten).

Wann bin ich depressiv? – Der „5-Fragebogen"

! Die Einstufung, ob eine behandlungsbedürftige seelische Erkrankung vorliegt, muss durch einen Arzt oder Psychologen erfolgen.

Eine erste Einordnung kann mit Hilfe von Selbstbeurteilungsskalen wie dem „5-Fragebogen" der WHO zum Wohlbefinden erfolgen (siehe folgende Seite).

Der „5-Fragebogen" berücksichtigt das Wohlbefinden in den letzten zwei Wochen. Man addiert die Punktwerte der Antworten und erhält eine Zahl zwischen 25 und 0. Größtes Wohlbefinden bedeutet 25 Punkte, geringstes Wohlbefinden 0 Punkte. Wenn man einen Gesamtpunktwert von unter 13 oder bei einer Frage eine Punktzahl von 0 oder 1 hat, ist eine Depression wahrscheinlich. Eine ärztliche Abklärung sollte dann erfolgen.

i Einen Online-Selbsttest finden Sie hier: www.deutsche-depressionshilfe.de/stiftung/depression-test-selbsttest.php

In den letzten zwei Wochen ...	Die ganze Zeit	Meis-tens	Etwas mehr als die Hälfte der Zeit	Etwas weniger als die Hälfte der Zeit	Ab und zu	Zu keinem Zeitpunkt
... war ich froh und guter Laune.	5	4	3	2	1	0
... habe ich mich ruhig und entspannt gefühlt.	5	4	3	2	1	0
... habe ich mich ener-gisch und aktiv gefühlt.	5	4	3	2	1	0
... habe ich mich beim Aufwachen frisch und ausgeruht gefühlt.	5	4	3	2	1	0
... war mein Alltag voller Dinge, die mich interes-sieren.	5	4	3	2	1	0

Folgen der Depression

Wie bereits angesprochen, können Depressionen vielfältige und schwere Folgen haben:
In Deutschland finden jährlich etwa 10 000 Suizide und 150 000 Suizidversuche statt, vielfach auf dem Boden einer nicht oder nicht optimal behandelten Depression.
Depression begünstigt zahlreiche andere Erkrankungen. Neben den Schmerzerkrankungen und lavierten Depressionen ist Depression ein wichtiger Risikofaktor für Herz-Kreislauf-Erkrankungen oder Diabetes mellitus.
Im psychosozialen Bereich führen Depressionen und der mit ihnen verbundene Rückzug zu Beziehungskrisen, dem Verlust von Freundschaften oder auch zum Arbeitsplatzverlust. Ein Teufelskreis entsteht, denn all dies verstärkt wiederum die Depression.
Wirtschaftlich stellen Depressionen einen erheblichen Kostenfaktor dar. Die Kosten in Folge depressionsbedingter Frühberentungen liegen bei 5 Milliarden Euro jährlich. Pro Jahr werden etwa 11 Millionen Krankheitstage durch Depressionen verursacht.

Hilfe annehmen

Setzt man sich mit Depressionen auseinander, so fällt auf, dass diese Erkrankung weit verbreitet ist, nur ein Teil der Erkrankten Hilfe in Anspruch nimmt und die *Non-Compliance* (d. h. die fehlende Bereitschaft der Patienten, die therapeutischen Anweisungen, z. B. Medikamenteneinnahme, zu befolgen) bei depressiven dreimal so hoch ist wie bei nicht-depressiven Patienten (DiMatteo et al. 2000).

Wir möchten Sie ermutigen, sich einem Arzt anzuvertrauen und sich professionell helfen zu lassen und hierbei die verschiedenen Methoden der Schul- und Komplementärmedizin zu nutzen: Psychotherapie, Psychopharmaka (bei Bedarf), Homöopathie, Ordnungstherapie, Bewegungstherapie etc.

Zwei Patientenbeispiele verdeutlichen, wie eine solche Hilfe aussehen kann:

Heike B., 50 Jahre alt, Germanistin und Lerntherapeutin, leidet seit ihrer Kindheit unter depressiven Verstimmungen. Bereits die Mutter hatte Depressionen, sie selbst wurde in der

Kindheit immer wieder mit negativen Gedankenmustern konfrontiert. Seit ihrem Studium nimmt sie Angebote aus dem Bereich der Psychotherapie in Anspruch. 2008 kommt es zu einem erneuten psychischen Einbruch, der u. a. durch die Pubertät ihrer drei Söhne, berufliche Unzufriedenheit, eine berufsbegleitende Ausbildung und den Umstand bedingt ist, dass ihr Mann als Selbstständiger seine Aufmerksamkeit und Energie im Wesentlichen in die Arbeit steckt.

In Absprache mit ihrer Hausärztin entscheidet sich Heike B. für die Einnahme von Serotonin-Wiederaufnahmehemmern. „Dies machte es mir möglich, Erfahrungen zu machen, die ich zuvor gemieden habe – alleine mit dem Zug zu fahren, alleine in ein Café zu gehen. Ich habe wieder Fahrstunden genommen und mir ein Auto gekauft und mir den Traum erfüllt, reiten zu lernen. All das hätte ich mir ohne die Medikamente nicht zugetraut." Ergänzend macht Heike B. seit mehreren Jahren eine Psychotherapie. Sie veranlasst verschiedene familientherapeutische Sitzungen und geht regelmäßig in ein Fitness-Studio.

Die Tabletten empfindet sie als Stütze, um den Alltag zu bewältigen und die erforderliche Energie aufzubringen, die Dinge zu tun, die ihr guttun. In Absprache mit ihrer Hausärztin hat sie die Medikamente phasenweise in der Dosierung reduziert.

Jutta B., 30 Jahre alt, Krankenschwester, hat nach dem Umzug von einer Kleinstadt in eine Großstadt Schwierigkeiten, Anschluss zu finden. In dem neuen Team ist sie eine der Jüngsten und muss ihren Platz zunächst finden. Sie ist an der Komplementärmedizin interessiert und macht zunächst einen Versuch, ihre Stimmungslage durch Ernährung, Joggen etc. zu verbessern. Sie hat den Eindruck, dass ihre Familiengeschichte ihr Sozialverhalten belastet: Die Eltern sind Spätaussiedler, die in den 1970er Jahren nach Deutschland umsiedelten. Der Vater fand keine Arbeit und entwickelte ein Alkoholproblem, die Mutter ernährte als Krankenschwester die Familie, litt jedoch unter Depressionen und Herzproblemen und band die beiden Töchter emotional eng an sich.

Weil die komplementärmedizinischen Maßnahmen nicht den gewünschten Erfolg bringen, lässt sich Jutta B. Antidepressiva verordneten und macht parallel dazu eine Psychotherapie. Unter der Medikation verbessert sich ihre Stimmung, so dass sie eine ehrenamtliche Tätigkeit aufnimmt, um ihre sozialen Kontakte zu verbessern. Die Psychopharmaka empfindet sie als „Krücke", auf die sie in absehbarer Zeit wieder verzichten möchte.

Die konventionelle Behandlung

Die konventionelle Behandlung der Depression stützt sich auf zwei Säulen:

- Medikamente
- Psychotherapie

Die Wirksamkeit dieser beiden Behandlungsformen ist in vielen Studien nachgewiesen worden; es besteht ein synergistischer Effekt, d. h. beide Therapieformen zusammen sind effektiver als nur jeweils eine Therapie.

Antidepressiva

Die **Medikamentengruppe der Antidepressiva** umfasst

- Trizyklische und tetrazyklische Antidepressiva (Amitriptylin, Maprotilin)
- Selektive Serotonin-Wiederaufnahmehemmer (Citalopram, Sertralin)
- Selektive Noradrenalin-Wiederaufnahmehemmer (Reboxetin)
- Selektive Serotonin-Noradrenalin-Wiederaufnahmehemmer (Venlafaxin)

- Monoaminooxidase-Hemmer (Moclobemid)
- Selektive Noradrenalin-Dopamin-Wiederaufnahmehemmer (Bupropion)
- Noradrenalin-Serotonin-selektive Antidepressiva (Mirtazapin)
- Serotonin-Modulatoren (Trazodon)
- Melatoninrezeptor-Agonisten und gleichzeitige 5-HT2C-Antagonisten (Agomelatin)

Diese Medikamente beeinflussen die Botenstoffe Serotonin, Noradrenalin und Dopamin im Gehirn mit unterschiedlichen Mechanismen, beispielsweise durch die Erhöhung der Verfügbarkeit der einzelnen Botenstoffe an der Verbindungsstelle von zwei Nervenzellen (Synapse). Dies führt zur verstärkten Stimulierung der Rezeptoren, was die Signalweiterleitung der Nervenzelle beeinflusst.
Eine aktuelle Studie zur Wirksamkeit von Antidepressiva, die die Metaanalysen und placebokontrollierte Studien der letzten fünf Jahre untersuchte, konnte belegen, dass Antidepressiva bei mittelgradiger und schwerer Depression gut wirksam sind, bei leichter Depression besteht nur eine geringe Wirksamkeit (Voehringer, Ghaemi 2011).

Eine **psychotherapeutische Behandlung** im Rahmen einer Depression ist in jeder Situation zu empfehlen. Die Wirksamkeit ist sowohl für psychodynamische Therapieformen als auch für verhaltenstherapeutische Verfahren gut belegt. Weitere, auch in der konventionellen Therapie gängige Therapieverfahren sind die **Elektrokrampftherapie**[3], die **Schlafentzugstherapie** und die **Lichttherapie**. Die Elektrokrampftherapie wird bei therapieresistenter Depression eingesetzt und ist ein sehr wirksames Verfahren. Schlafentzugstherapie und Lichttherapie werden häufig zusätzlich zu den bisher genannten Behandlungsformen eingesetzt. Insbesondere die Lichttherapie ist inzwischen als zusätzliches Therapeutikum im stationären Bereich etabliert.

---

[3] Bei der Elektrokrampftherapie wird unter Narkose durch eine kurze elektrische Reizung ein generalisierter Krampfanfall ausgelöst.

Nutzen und Wirksamkeit, Risiken und Nebenwirkungen von Antidepressiva

Die Wirksamkeit der medikamentösen antidepressiven Behandlung, die immer wieder diskutiert wird, ist durch viele Studien belegt. Wie oben erwähnt, kann insbesondere Patienten mit einer mittelschweren und schweren Depression so geholfen werden (Voehringer, Ghaemi 2011). Diese Form der Behandlung ist seit den 1950er Jahren Teil der täglichen psychiatrischen Praxis, die in unzähligen Fällen Patienten mit einer schweren Depression eine schnelle Hilfe und Linderung der Beschwerden brachte. Sie hilft, Leiden zu lindern.

Ein Einsatz von Antidepressiva ist wie jede medikamentöse Behandlung mit Nebenwirkungen behaftet. Die Indikation, das Präparat, die Dosis, die Länge der Behandlung und mögliche Wirkhemmnisse müssen daher im Blick bleiben, um mögliche Nebenwirkungen zu minimieren.

Typische Nebenwirkungen der modernen Antidepressiva sind zu Beginn der Behandlung Unruhe und Übelkeit, die nach einigen Tagen abklingen und nicht zu einem sofortigen Absetzen

führen sollten. Häufig beklagen die Patienten sexuelle Funktionsstörungen und Gewichtszunahme, die zu einer Beendigung der Einnahme veranlassen. Eine Abhängigkeit entsteht auch nach sehr langer Einnahme nicht.
Insgesamt sind moderne Antidepressiva deutlich weniger mit Nebenwirkungen behaftet als ältere Präparate.

Der Tipp aus der Wissenschaft: Die homöopathische Behandlung der Depression

Die Homöopathie hat sich als unterstützende Therapie bei psychischen Krankheiten bewährt. Während die konventionelle chemisch-synthetische Arzneimitteltherapie mit standardisierten Wirkstoffmengen bestimmter Arzneistoffe therapiert, hat die Homöopathie einen ganz anderen Ansatz, der als individualisierte Reiz-Regulationstherapie verstanden werden kann.

Die Homöopathie

Ein Grundprinzip der Homöopathie, die so genannte **Ähnlichkeitsregel**, wurde von dem Apotheker, Chemiker und Arzt Samuel Hahnemann (1755–1843) formuliert. Sie lautet: *Similia similibus curentur* – Ähnliches möge durch Ähnliches behandelt werden. Dies bedeutet, dass im Krankheitsfall Arzneimittel eingesetzt werden, die beim Gesunden ähnliche Beschwerden oder Auffälligkeiten hervorrufen. Entsprechend wird durch die bewusste Einnahme einer (homöopathisch aufbereiteten) Substanz in der so genannten **Arzneimittelprüfung** ermittelt, welche Symptome das Mittel am Gesunden hervorruft. Diese werden notiert und in einer Materia medica zusammengefasst. Im Krankheitsfall werden die herausragenden Symptome gewichtet und nachfolgend ermittelt, welches Arzneimittel in seinem **Arzneimittelbild** der individuellen Symptomatik am ähnlichsten ist.

Ein einfaches Beispiel für diese Vorgehensweise ist die Brennnessel. Sie wird als das homöopathische Arzneimittel *Urtica* bei genau den Beschwerden verwendet, die sie selbst erzeugt: bei brennenden, juckenden Bläschen auf der Haut.

Auch an einem anderen Beispiel lässt sich die homöopathische Grundregel relativ einfach verdeutlichen: *Coffea,* das Arzneimittel aus der Kaffeebohne wird eingesetzt, wenn man nachts nicht schlafen kann und einem unzählige Dinge durch den Kopf gehen, obwohl man eigentlich sehr müde ist – wie nach einer späten Tasse Kaffee.

Die Ähnlichkeit eines Arzneimittelbildes kann sich auf sehr viel mehr Eigenschaften und Merk-

male ausdehnen, die zu einem Menschen gehören. Man spricht dann von einem homöopathischen „Konstitutionsmittel“, das immer ein individuell verordnetes Einzelmittel ist.
Neben der Ähnlichkeitsregel ist ein wesentliches Kennzeichen der Homöopathie das Verarbeitungsverfahren: Um Nebenwirkungen zu mindern und die Heilkraft zu steigern, entwickelte Samuel Hahnemann eine eigene Verarbeitungsform: die so genannte **Dynamisierung** oder **Potenzierung**. Dafür wird der eigentliche Arzneistoff mit einem Trägermittel (Milchzucker, Alkohol, Wasser) stufenweise verarbeitet, wobei jede Stufe nach einem bestimmten Schema rhythmisch verschüttelt oder verrieben wird, bevor man sie weiterverarbeitet.
Die Potenzen der D-Reihe (Dezimalpotenzen) werden in Zehnerschritten, die Potenzen der C-Reihe (Centesimalpotenzen) in Hunderterschritten verarbeitet. Eine D3 bedeutet damit, dass die Ausgangssubstanz 3 x im Verhältnis 1 : 10 (1 Teil Ausgangssubstanz, 9 Teile Lösungsmittel) verarbeitet wurde, die D30 entsprechend 30 x im Verhältnis 1 : 10. Eine C30-Potenz stellt eine Arznei dar, bei der die Ausgangssubstanz in 30 Schritten

im Verhältnis 1 : 100 (1 Teil Ausgangssubstanz, 99 Teile Lösungsmittel) verarbeitet wurde. Homöopathische Arzneimittel werden als Tropfen, Verreibungen, Tabletten, Streukügelchen (Globuli) und Injektionslösung angeboten.

Ein psychiatrischer Fall

Seit den Anfängen der Homöopathie war eine starke Verbindung mit der Psychiatrie vorhanden. Schon Hahnemann trat für eine humane Behandlung von psychisch Erkrankten ein. Erste psychodynamische und psychosomatische Überlegungen können aus seinen Schriften entnommen werden. In den USA entstanden Ende des 19. Jahrhunderts psychiatrische Kliniken, die nach homöopathischen Gesichtspunkten arbeiteten und gute Erfolge erzielten (Perez, Tomsko 1994). Einer der ersten Patienten Hahnemanns war ein Patient mit einer manischen Störung, einer Erkrankung, die zum Formenkreis der affektiven Störungen gezählt wird, d. h. einer Störung der Regulation der Gemüts- und Gefühlsregungen. Wegen der eindrücklichen Beschreibung der Symptome soll er hier ausführlicher geschildert werden soll.

Im Jahre 1792 bekam Hahnemann von Herzog Ernst von Sachsen-Gotha einen Teil seiner Sommerresidenz zum Aufbau einer kleinen psychiatrischen Klinik zur Verfügung gestellt, um im Geiste der Humanität dort psychisch kranke Menschen zu behandeln. In diese Zeit fällt die Entdeckung des Ähnlichkeitsprinzipes, jedoch wurden noch keine potenzierten Arzneien angewandt. Einer der ersten überlieferten Fälle ist die Behandlung des Schriftstellers F. A. Klockenbring. Exemplarisch soll dieser „erste psychiatrische Fall" der Homöopathie wenigstens teilweise geschildert werden. Im Fallbericht Hahnemanns wird eindrücklich die Symptomatik geschildert:

> „Unaufhörlich, Tag und Nacht raste er fort und kam keine viertel Stunde lang zu sich selbst. Wenn er je ermattet auf sein Lager niedersank, so war er schon nach wenigen Minuten wieder auf den Füssen. (…) Urplötzlich aber erhob er sich oft wieder, mit dem grässlichsten, unglaublich tönenden Gebrüll, Verwünschungen über seine Feinde auszustossen, mit Stellen aus Miltons verlornem Paradiese, oder Dantes Hölle durchwebt; oder er murmelte etwa eine Bannformel für böse

> Geister in wendischer Sprache her, deutete mit dem ersten besten Stabe nach den vier Himmelgegenden, schrieb magische Charaktere wenigstens in den Sand unter seinen Füssen, machte Kreuze vor sich etc., und brach wohl in ein tobendes Gelächter oder in eine zärtliche verliebte Exstase von Theaterkomposition aus, wo er in höchstem Feuer der getäuschten Phantasie, in Ermangelung der zu besiegenden Daphne, irgendeinen seiner Wärter brünstig umarmte." (zitiert nach Appell 1993)

Hahnemann erwähnt erst am Schluss seines Berichtes, dass „durch die Macht der Arznei völlige Gesundheit und Vernunft zurückkehrten" und der Patient geheilt nach Hause entlassen werden konnte. Aufgrund eines überlieferten Rezeptes ist die Anwendung von *Datura stramonium* (Stechapfel) in diesem Fall wahrscheinlich, ohne dass Hahnemann dies konkret erwähnt (Appell 1993).

Studienlage

Einige aktuelle Übersichtsarbeiten, die placebokontrollierte Studien zum Thema Depression bzw. Psychiatrie und Homöopathie untersuchten, deuten eine mögliche Wirksamkeit der Homöopathie bei der Behandlung von seelischen Erkrankungen an (Davidson et al. 1997; Davidson, Gaylord 1998; Katz et al. 2005; Davidson et al. 2011; Pilkington et al. 2005). Homöopathen aus dem 19. Jahrhundert berichten ebenfalls über Erfolge bei ihren Behandlungen von seelischen Erkrankungen (Gallavardin 2004). Auch bekannte Homöopathen der Gegenwart beschreiben eine Vielzahl von Fällen, die die erfolgreiche Behandlung von seelischen Erkrankungen betrifft (Adler et al. 2008; Reichenberg-Ullman, Ullmann 2010; Hock 2010; Koch 2011).

Eine doppelblinde Studie aus dem Jahre 2009, die das Antidepressivum Fluoxetin mit einer individualisierten homöopathischen Behandlung verglich, zeigte, dass bei mittelgradiger bzw. schwerer Depression die homöopathische Behandlung ähnlich wirksam ist wie Fluoxetin. Dies ist sowohl unter homöopathischen als auch unter qualitativen Gesichtspunkten eine der ersten aussagekräftigen Studien (Adler et al. 2009).

Bei geringer Datenbasis kann derzeit eine gewisse Wirksamkeit der homöopathischen Behandlung bei der Depression nach den Kriterien der evidenzbasierten Medizin nicht ausgeschlossen werden.

Zum Projekt der Carstens-Stiftung

In einem Projekt der Carstens-Stiftung wurden Menschen mit einer seelischen Erkrankung homöopathisch behandelt. Die homöopathische Therapie wurde in Form von individuell ausgewählten Einzelmitteln verabreicht. Die Klinik für Psychiatrie und Psychotherapie am Vivantes Klinikum Spandau, Berlin, stellte den Rahmen des Projektes dar, das zwischen 2005 und 2008 durchgeführt wurde.

Neben dem Schwerpunkt des Projektes, der Behandlung von Patienten mit einer Alkoholabhängigkeit (Ziehaus et al. 2010), wurden in diesem Rahmen auch Patienten mit Depressionen und Psychosen behandelt. Bei vielen Patienten bestand dabei eine zweite seelische Erkrankung, in der Regel eine Abhängigkeitserkrankung.

Wann sollte eine homöopathische Behandlung erfolgen?

Generell besteht die Empfehlung, dass schwere seelische Erkrankungen wie die Depression nur von einem entsprechend ausgebildeten Arzt, d. h. einem Psychiater oder Psychotherapeuten, behandelt werden sollten. Bei einer schweren Depression kann eine stationäre Behandlung erforderlich werden, insbesondere wenn die schwere Depression mit Suizidalität, Therapieresistenz, anderen psychiatrischen Erkrankungen, erheblichen Problemen beruflich oder sozial und einer psychotischen Symptomatik einhergeht. Mittelschwere oder leichtere Formen der Depression können entweder ambulant oder in Tageskliniken behandelt werden.

i Eine homöopathische Behandlung neben einer psychotherapeutischen und/oder pharmakologischen Intervention ist zu jedem Zeitpunkt und in jedem Gesamtkonzept sinnvoll.

Bei leichten Depressionen kann man zunächst einen homöopathischen Behandlungsversuch unternehmen. Wenn die depressiven Symptome länger als zwei Wochen anhalten, sollte einer Kombinationsbehandlung der Vorzug gegeben werden. Bei mittelgradigen und schweren Depressionen empfiehlt sich grundsätzlich eine Kombinationsbehandlung.

Die homöopathische Einzelmittelbehandlung sollte von einem homöopathisch ausgebildeten Arzt durchgeführt werden.

Einzelmittel oder Kombinationsmittel

Wie oben beschrieben, wird die Homöopathie nach der Ähnlichkeitsregel eingesetzt: Im Krankheitsfall wird dasjenige Mittel eingenommen, das beim Gesunden in der Arzneimittelprüfung die ähnlichsten Symptome hervorrufen würde. Für eine Konstitutionsbehandlung werden dabei Körper- und Gemütssymptome, Vorlieben und Abneigungen, weitere Krankheitsneigungen und vieles mehr berücksichtigt.
Den Prozess der Arzneimittelfindung nennt man Repertorisation. Die charakteristischen Symptome des individuellen Krankheitsfalles werden

definiert und gewichtet. Dann werden sie in so genannten Repertorien nachgeschlagen und geprüft, welche Mittel bei den ausgewählten Symptomen genannt werden und welche Bedeutung das Symptom für das jeweilige Mittel hat.
Dieser Prozess, die dafür erforderliche Erfahrung, aber auch der emotionale Abstand zum Patienten erklärt, warum die individualisierte Mittelwahl einem Fachmann oder einer Fachfrau überlassen werden sollte.
Von der individualisierten Mittelwahl wird die Verordnung von homöopathischen Mitteln nach vordergründigen Beschwerden abgegrenzt. Werden mehrere Einzelmittel kombiniert (Kombinationsmittel, Komplexmittel), dann ist die Wirkung weniger spezifisch, dafür jedoch etwas breiter. Dies prädestiniert Kombinationsmittel für die Selbsthilfe. Entsprechend finden Sie im Selbsthilfeteil dieses Ratgebers verschiedene Kombinationsmittel.

Häufig eingesetzte homöopathische Mittel

Bei der Behandlung der Depression hat sich eine Reihe von homöopathischen Mitteln bewährt. In der folgenden Tabelle werden jeweils prägnante Symptome genannt, die das Mittel hinsichtlich einer Person mit einer Depression kennzeichnen könnten.

Tabelle 2: Eine Auswahl häufig eingesetzter Mittel bei Depression

Homöopathisches Mittel	**Prägnante Symptome**
Arsenicum album (Ars., Weißarsenik)	Erhebliche Angst und Unruhe
Aurum metallicum (Aur., Gold)	Schuldgefühle, übertriebenes Pflichtgefühl
Helleborus niger (Hell., Christrose)	Starre, Gleichgültigkeit
Ignatia amara (Ign., Ignatiusbohne)	Enttäuschung und Kummer
Lac caninum (Lac can., Hundemilch)	Erschöpfung, Folgen von Missbrauch, Unterdrückung und Entwertung

Homöopathisches Mittel	**Prägnante Symptome**
Lachesis muta (Lach., Buschmeister-schlange)	Aktivität und Starre, Redseligkeit und Stummheit
Lycopodium clavatum (Lyc., Bärlapp)	Wenig Selbstbewusst-sein, Überheblichkeit
Natrium muriatiucum (Nat-mur., Kochsalz)	Kummer, Verletzbarkeit
Nitricum acidum (Nit-a., Salpetersäure)	Ruhelosigkeit, Erschöp-fung, Unzufriedenheit
Nux vomica (Nux-v., Brechnuss)	Reizbarkeit, Magen-probleme
Phosphorus (Phos., Phosphor)	Wechselhaftigkeit, Empfindlichkeit
Sepia (Sep., Tintenfisch)	Stillstand, Rückzug, Erschöpfung

Die Auswahl der Arznei erfolgt im jeweiligen Falle individualisiert, d. h. orientiert an den auffälligen und besonderen Symptomen des einzelnen Patienten. Die Arzneiliste soll nur einen Eindruck verschaffen und ist nicht vollständig.
Zur Verdeutlichung werden einige der genannten Mittel etwas genauer beschrieben.

Arsenicum album

Arsenicum album (Weißarsenik) ist eine Arsenverbindung und zeigt damit unverdünnt beim Gesunden Vergiftungssymptome.
Menschen, die *Arsenicum album* brauchen, sind durch Schwäche, Erschöpfung, Kraftlosigkeit und Ruhelosigkeit geprägt, sie sind voller Angst, Unruhe und großer Unzufriedenheit. Insbesondere die erhebliche Angst und Unruhe von Personen mit einer Depression ist das Kennzeichen zur Auswahl dieses Mittels. Innerlich leiden sie unter Kältegefühl und Schlaflosigkeit. Die Beschwerden verschlimmern sich nachts.

Aurum metallicum

Aurum metallicum (Gold) ist ein reines Metall mit sehr guten, formbaren Eigenschaften und einer sehr guten, elektrischen Leitbarkeit. Gold ist das materielle Abbild des Sonnenlichtes und steht für eine göttliche oder höhere Ordnung.
Schuldgefühle, Verzweiflung und schwere Niedergeschlagenheit entstehen aus einem übertriebenen Pflichtbewusstsein – z. B. gegenüber der Familie, einer Organisation oder dem Staat. Da dieses Pflichtbewusstsein krankhaft übertrieben

ist, kann es niemals erfüllt werden – was dann zu der Depression führt.

Helleborus niger

Helleborus niger (Christrose, Schwarze Nieswurz) gehört zu den Hahnenfußgewächsen und ist sehr giftig. Sie blüht im Schnee. Die Christrose wurde im Altertum als Gift benutzt, aber auch schon in der Behandlung von seelischen Erkrankungen eingesetzt. Schwerste depressive Verstimmungen, Gleichgültigkeit, Antriebslosigkeit und Freudlosigkeit sind wichtige Merkmale.

Ignatia amara

Ignatia amara (Strychnos ignatii, Ignatiusbohne) enthält Strychnin, das bei Vergiftung zu erheblichen Muskelkontraktionen führt. *Ignatia amara* ist in der Homöopathie oft bei Frauen indiziert, bei intellektuell starken Frauen, deren Emotionalität weniger ausgeprägt ist, die daher einer emotionalen Instabilität mit dramatischen Zügen unterworfen sind. Enttäuschungen und Kummer führen zum Ausbruch der Depression.

Lac caninum

Lac caninum (Hundemilch) ist das Paradebeispiel für die Milchmittel und repräsentiert damit eine ganze Gruppe von Arzneien, die bei der Depressionsbehandlung oft hilfreich sind. Das Thema von Lac can. ist der mangelnde Selbstwert, der durch direkte Traumatisierung (sexuelle oder körperliche Gewalt) oder Bindungstraumatisierung in der Kindheit hervorgerufen wurde. Ein wichtiges Kennzeichen ist die Erschöpfung. Über lange Zeit wurde versucht, den mangelnden Selbstwert zu kompensieren (Sport, Arbeit, Familie). Ein unbewusster Auslöser (unbewusste Aktivierungen von Erinnerungen an die frühere Traumatisierung) führt zur Dekompensation (Depression, Zwangsstörung, Angststörung).

Lachesis muta

Lachesis muta (Buschmeisterschlange) ist nach der griechischen Schicksalsgöttin benannt, die den Lebensfaden abschneidet. Sie ist eine Giftschlange. Das Hauptthema der homöopathischen Arznei ist die Dualität von wiederstrebenden Emotionen und Impulsen, die integriert werden müssen. Gelingt dies, findet sich eine geistreiche, lebhafte und interessante Person. Werden diese Impulse abgewehrt, um sie zu „beherrschen", erlischt die Lebensfreude. Es können schwere Depressionen resultieren, oft mit wahnhaften Anteilen. Im Sinne der Dualität des Mittels finden sich sehr oft Patienten, die im Antrieb gesteigert sind und eine sehr gute Stimmung aufweisen, was man dann als manisches Bild bezeichnen kann.

Lycopodium clavatum

Lycopodium clavatum (Bärlapp) ist ein Moos, das im Gebirge, in Wäldern und auf Wiesen wächst. Verwendung findet das Pulver der Sporen.

In der Homöopathie steht hinter den bekannten Symptomen wie Überheblichkeit und herrischem Verhalten ein extremer Mangel an Selbstbewusstsein. Bei fortgesetzten Kränkungen können die Personen eine Depression entwickeln. Weitere wichtige Symptome des homöopathischen Arzneimittels sind Blähungen, rechtsseitige Beschwerden und Verschlechterung allgemein ab 16 Uhr bis 20 Uhr.

Natrium muriaticum

Natrium muriaticum ist Natriumchlorid, das Kochsalz. Die wiederkehrenden Gedanken an ein traumatisches Ereignis, eine Verletzung oder Zurückweisung lassen die Person zunehmend „erstarren". Sie können die Vergangenheit nicht abschütteln und werden zunehmend verbittert und emotional eingeschränkt.

Nitricum acidum

Nitricum acidum (Salpetersäure) ist sehr ätzend und reagibel. Sie zerfällt sehr schnell. Das Arzneimittelbild ist einerseits geprägt durch eine permanente Unzufriedenheit, Negativität und Schwäche; andererseits sind die Patienten sehr lebensfroh, und Sinnenfreuden sind ihnen sehr wichtig. Wenn diese nicht mehr befriedigt werden, dekompensieren die Personen und werden ärgerlich, gereizt, wütend und ruhelos. Es besteht eine Kälteempfindlichkeit.

Nux vomica

Nux vomica wird hergestellt aus der Brechnuss, einer Giftpflanze aus Indien. Typisch für die Patienten, die *Nux vomica* als Konstitutionsmittel brauchen, ist ein nervöses, reizbares, cholerisches Temperament. Oft treten die Beschwerden in Folge von Überarbeitung, Ärger und einem zu hohen Konsum von Kaffee, Alkohol und Tabak auf. Die Nutzung von Hilfsmitteln allgemein (Tabletten, Drogen usw.) zur Verbesserung der Leistungsfähigkeit ist das Kennzeichen dieser Personen. Magen- und Darmprobleme sind häufig.

Sepia

Das homöopathische Arzneimittel *Sepia* wird aus der Tinte des Tintenfisches hergestellt. Gerne wird das Mittel für Frauen eingesetzt, die sich nach Unabhängigkeit sehnen und Schwierigkeiten damit haben, Familie und Beruf zu verbinden (Autonomiekonflikt). Dieser Konflikt „lähmt" die Betroffenen sowohl körperlich als auch emotional. Sie ziehen sich zurück und werden gleichgültig.
Die folgenden Patientenbeispiele sollen das Besondere an der individualisierten homöopathischen Behandlung verdeutlichen.

1. Fall: Natrium muriaticum

Eine 63-jährige Patientin wird zur tagesklinischen Behandlung eingewiesen, da sie sich zunehmend isoliert, niedergedrückt und wenig schwingungsfähig ist. Nichts macht ihr mehr Freude. Körperliche Erkrankungen bestehen nicht. Sie lebt alleine, seit sie ihr Mann vor 15 Jahren verlassen hat. Über ihren Beruf erzählt sie Folgendes: Sie sei Sekretärin gewesen und habe sich berenten lassen, weil sie versetzt worden sei. Ihre Arbeit sei sehr wichtig für sie gewesen. Trotz aller Probleme sei sie immer da gewesen, weil sie keine Familie habe. Man habe sie nicht mehr geschätzt. Sie grüble ständig über diese Ereignisse.

Aufgrund der typischen Konstellation mit emotionaler Starre, Verbitterung und Grübeln über Kränkungen erhält die Patientin einmalig *Natrium muriaticum* C200, einige Wochen später einmalig *Natrium muriaticum* C1000. Auf die antidepressive Behandlung wird verzichtet, da die Patientin hinsichtlich der Medikation ambivalent ist.

Im Rahmen des sechswöchigen Aufenthaltes kann die Patientin die aktuellen Kränkungen bearbeiten. Sie wird zunehmend schwingungsfähig und gewinnt ihre Lebensfreude zurück. Sie beginnt, ihren neuen Lebensabschnitt zu gestalten.

2. *Fall: Lachesis muta*

Eine 50-jährige Patientin, die völlig antriebslos und wortkarg in die Klinik gebracht wird, zeigt sich im Kontakt sehr misstrauisch. Es bestehen lebensüberdrüssige Gedanken. Sie erhält ein Antidepressivum und ein angstlösendes Medikament. Darunter ist eine Besserung der schweren, depressiven Symptomatik vorhanden. Die Patientin berichtet dann im Verlauf, wie sie sich seit Jahren schon nur sehr schwer entscheiden könne und unter Schlafstörungen leide. Zuletzt habe sie sich morgens sehr schlecht gefühlt und viel gegrübelt. Seit einigen Wochen habe sie nicht mehr als Simultanübersetzerin arbeiten können. Sie sei eine sehr aktive Frau mit vielen Interessen. Den Verlust ihrer Zwillingsschwester vor einem Jahr habe sie bisher nicht überwunden. Sie leide an linksseitiger Migräne.
Es wird *Lachesis* als Mittel ausgewählt, da eine ausgeprägte Unentschlossenheit vorliegt, die

zu einer Apathie führte. Körperliche Symptome unterstützen die Wahl. Es wird in aufsteigender Potenz (LM III bis LM VI) mit zunächst täglicher, dann wöchentlicher Einnahme verordnet. Unter dieser Kombination aus Antidepressivum und homöopathischer Arznei kann die Patientin nach zwei Monaten wieder arbeiten. Sie fühlt sich zunächst innerlich weniger gespalten und unruhig, der Schlaf stabilisiert sich. Das Antidepressivum kann langsam ausgeschlichen werden.

3. Fall: Arsenicum album

Ein 45-jähriger, verheirateter Mann wird von seinem Hausarzt zur stationären Behandlung wegen Erschöpfung eingewiesen. Er berichtet, dass er seit Monaten nicht mehr richtig schlafen könne; er sei „nachtaktiv“, dabei habe er eine rastlose Unruhe, beginne tausend Dinge und bringe nichts zu Ende. Zwischen 2 und 4 Uhr schlafe er ein und stehe am späten Vormittag auf. Er sei inzwischen völlig erschöpft, könne sich kaum noch konzentrieren, was bei seiner Arbeit als selbständiger Architekt schon zu Fehlern geführt habe. Das Büro laufe derzeit sehr schlecht, und er befürchte, dass er

pleitegehe. Die Familie sei mit ihm verzweifelt. Er habe von seinem Hausarzt vor kurzem Mirtazapin verordnet bekommen, das ihm etwas geholfen habe.
Hier zeigt sich eine typische *Arsenicum*-Konstellation mit Unruhe und Erschöpfung, so dass eine homöopathische Zusatzbehandlung mit *Arsenicum album* 1 x tgl. LM III begonnen wird. Der Tag-Nachtrhythmus stabilisiert sich darunter erheblich, und der Patient findet zunehmend Ruhe. Nach der Entlassung kann das Antidepressivum langsam ausgeschlichen werden. *Arsenicum* nimmt der Patient nun bei Bedarf.

4. Fall: Lac caninum

Die 50-jährige Patientin leidet seit ca. 30 Jahren an einer wiederkehrenden Depression und schweren Zwangsstörung, die nach dem Tod des Vaters ausgelöst wurden. In der Kindheit zeigt sich eine schwere Traumatisierung durch körperliche Gewalt und Entwertung.
Durch die Zwangsstörung (Zwangshandlungen: Waschzwang) ist die Patientin massiv in ihrem normalen Leben beeinträchtigt.

Zahlreiche Behandlungen mit Antidepressiva, verschiedenen stationären oder ambulanten psychotherapeutischen Behandlungen sowie homöopathischen Therapien konnten die Patientin über die Jahre immer wieder stabilisieren. Zur aktuellen Stabilisierung wurde zunächst das Antidepressivum Sertralin in hoher Dosis (100 bis 150 mg) verordnet. Unter einer Behandlung mit *Lac caninum* (Q3 und Q6) nahmen die Zwangssymptome und die depressiven Symptome kontinuierlich ab, die antidepressive Medikation mit Sertralin konnte abgesetzt werden. Die Patientin war zunehmend in der Lage, alltägliche Dinge ohne Zwangssymptome zu bewältigen und sich den Erinnerungen an die Kindheit zu stellen.

Weitere komplementärmedizinische Therapien bei Depression

Unter den komplementärmedizinischen Verfahren haben sich zur Behandlung der Depression außer der Homöopathie die Ordnungstherapie und die Pflanzenheilkunde etabliert. Die interessantesten Hinweise aus wissenschaftlichen Veröffentlichungen zu diesen Bereichen, die sich auch in der Praxis bewährt haben, sollen im Folgenden vorgestellt werden.

Ordnungstherapie und Mind-Body-Medizin

Die Ordnungstherapie findet sich bereits in der antiken *Diaita*, der Kunst der rechten Lebensführung, ist aber vor allem in Form der Ordnungstherapie nach Sebastian Kneipp bekannt. Sie zielt auf eine Ordnung des Tagesablaufes, aber auch auf eine innere, gedankliche Ordnung ab. Mit ihrer Hilfe soll ein Gleichgewicht zwischen Aktivität und Entspannung, Ruhe und Bewegung erreicht werden.

Ordnungstherapie wird in der modernen Medizin durch die Mind-Body-Medizin ergänzt. Entwickelt wurde die Mind-Body-Medizin von Herbert Benson (Harvard Medical School) und Jon Kabat-Zinn (Massachusetts Medical School). Entscheidend für die Mind-Body-Medizin ist die Stärkung der Aktivität des Einzelnen. Er wird motiviert und ermutigt, Veränderungen in seinem Leben in Angriff zu nehmen, die einen positiven Einfluss auf seine Gesundheit haben.

Wesentliche Säulen der Mind-Body-Medizin sind Ernährung, Bewegung und Stressmanagement. Dabei geht es auch darum, das Wohlbefinden zu stärken – z. B. durch die Zubereitung und den Genuss schmackhafter Speisen, durch die Freude an der Bewegung und den besseren Umgang mit belastenden Situationen.

All dies lässt sich am besten in Gruppen erlernen. Hier werden konkrete Maßnahmen und Methoden vorgestellt und der gegenseitige Austausch gefördert.

Auf den folgenden Seiten möchten wir auf zwei Bausteine der Mind-Body-Medizin näher eingehen: auf die Achtsamkeit und die Bewegung.

Baustein Achtsamkeit

Der Begriff „Achtsamkeit“ (englisch: *mindfulness*) ist hierzulande eher unbekannt. Gemeint ist damit ein von Jon Kabat-Zinn in den USA entwickeltes und dort mittlerweile landesweit verbreitetes Verhalten, das auf eine buddhistische Meditationspraxis zurückgeht. In Gruppensitzungen werden Methoden vermittelt, die einen Bewusstseinszustand ermöglichen, der „durch eine nicht-wertende, liebe- und achtungsvolle und selbstwahrnehmende Anwesenheit im gegenwärtigen Moment gekennzeichnet ist.“ (Altner, Michalsen et al. 2004). Die konzentrierte Aufmerksamkeit für innere und äußere Vorgänge wird geschult.

Das Erlernen der Achtsamkeitspraxis in einer Gruppe ist sinnvoll. Zusätzlich bietet sich Einzelarbeit mit Buch und CDs an.

Jon Kabat-Zinn: Stressbewältigung durch die Praxis der Achtsamkeit, mit Audio-CD, Arbor-Verlag 1999

Jon Kabat-Zinn, Ulrike Kesper-Grossman: Die heilende Kraft der Achtsamkeit, mit Doppel-CD, Arbor-Verlag 2004

Entspannung und Stressmanagement für zuhause

Für den Hausgebrauch bietet sich zum Stressmanagement die 5-Minuten-Entspannung von Herbert Benson an.

Schritt 1: Suchen Sie sich ein Wort oder eine kurze Phrase, die Ihnen etwas bedeutet. Es kann ein religiöser Begriff sein, vielleicht aus einem Psalm, oder ein neutrales Wort wie etwa die Zahl „EINS“. (Wir zeigen die Übung am Beispiel dieses Wortes.)
Schritt 2: Sitzen Sie ruhig und bequem.
Schritt 3: Schließen Sie die Augen.
Schritt 4: Entspannen Sie nach und nach alle Muskeln, bei den Füßen beginnend bis hin zum Gesicht. Bleiben Sie entspannt.
Schritt 5: Atmen Sie langsam durch die Nase. Werden Sie sich Ihres Atems bewusst.
Wenn Sie ausatmen, sagen Sie ruhig zu sich selbst: „EINS“. Einatmen, ausatmen, „EINS“ – einatmen, ausatmen „EINS“ etc. Atmen Sie locker und natürlich.
Schritt 6: Wiederholen Sie die Übung für 5 bis 10 Minuten. Sie können die Augen öffnen, um
die Zeit zu überprüfen, aber benutzen Sie keinen Wecker (das Ticken lenkt ab).

Bleiben Sie nach Beendigung der Übung einige Minuten ruhig sitzen – zuerst mit geschlossenen, später mit geöffneten Augen. Machen Sie sich keine Gedanken darüber, ob Sie ein tiefes Maß an Entspannung erreicht haben oder darüber, wie gut die Übung geklappt hat. Behalten Sie eine passive Haltung bei.

Wenn während der Übung ablenkende Gedanken auftauchen, versuchen Sie, sich nicht auf diese Gedanken zu konzentrieren, sondern sie vorbeiziehen zu lassen. Wiederholen Sie stattdessen Ihr Wort „EINS". Ablenkende Gedanken, innere Bilder oder Gefühle bedeuten nicht, dass Sie die Technik nicht korrekt ausführen. Sie sind ganz normal und zu erwarten.

Praktizieren sie die Technik ein- oder zweimal am Tag, aber nicht innerhalb von zwei Stunden nach dem Essen. Günstig sind eine ruhige Umgebung und eine bequeme Körperhaltung, in der man zehn Minuten verharren kann, ohne dass sich die Muskeln verspannen.

Mit etwas Übung und Geduld werden Sie bemerken, dass sich nach einiger Zeit Entspannung einstellt.

Herbert Benson: The Relaxation Response.
Harper Collins 2000

Bewegungstherapie

Als Teil der Ordnungstherapie ist die körperliche Bewegung in vielfältiger Weise ein wichtiger Baustein der Therapie der Depression. Ausdauersport (Fahrradfahren, Joggen, Schwimmen, Nordic Walking) und eher meditative Formen der Bewegung wie z. B. Qigong sind effektive Methoden, die immer Bestandteil der Therapie sein sollten (Nahas, Sheikh 2011).
Weiterhin existieren Formen wie Feldenkrais und Tanztherapie, die den psychologisch-psychotherapeutischen Dimensionen der Bewegung mehr Beachtung schenken.

Ausdauersport

Man weiß aus zahlreichen Untersuchungen, dass Ausdauersport, vor allem Walking und Joggen, einen antidepressiven Effekt hat, wenn er regelmäßig ausgeübt wird (Rimer et al. 2012). Die Empfehlung ist: drei- bis viermal pro Woche 30 bis 60 Minuten lang Ausdauersport. Laufen erhöht den Serotoninspiegel und senkt die Stresshormone wie Cortisol.

! Überfordern Sie sich nicht! Passen Sie Ihre Ansprüche an ihre körperliche und seelische Fitness an. Menschen mit einer schweren Depression leiden unter Antriebsmangel und sollten schon zufrieden sein, wenn sie für einen kurzen Spaziergang aus dem Haus gehen.
Sport ist für Menschen mit leichteren oder mittleren Depressionen und kann auch einer neuen depressiven Episode vorbeugen.
Wenn Sie ungeübt sind, sollten Sie vorsichtig anfangen, vielleicht mit einem zügigen Spaziergang. Steigern Sie das Training langsam und achten Sie auf Ihren Puls (die maximale Frequenz ist 200 minus Lebensalter). Gemäßigte Bewegung ist in jedem Fall besser als Übertreibung. Fragen Sie am besten Ihren Arzt, bevor Sie mit dem Training beginnen.

Qigong

Qigong bezeichnet Atem- und Meditationsübungen aus der Traditionellen Chinesischen Medizin, die zur Anregung der Selbstheilung eingesetzt werden.
Durch Konzentration, bewusstes Atmen und bestimmte Bewegungen werden innere und äußere

Kräfte gesammelt und gestärkt, um so gegen Ungleichgewichte und Disharmonien zu wirken. Wichtig ist die Stärkung der Achtsamkeit auf den gegenwärtigen Moment.

Feldenkrais

Bei Feldenkrais steht das Wahrnehmen von Bewegungsabläufen und deren Modifikation im Mittelpunkt. Zur Beeinflussung von Schmerzen ist dieses Verfahren besonders geeignet, aber auch depressive Symptome können reduziert werden. Verhaltenstherapeutische Grundannahmen kommen zur praktischen Anwendung.

Tanztherapie

Die Tanztherapie hat den Schwerpunkt mehr auf dem Erleben der eigenen Person durch die Bewegung zur Musik. Es sollen unbewusste Inhalte integriert werden. Tiefenpsychologisch-analytische Vorstellungen dienen als Basis. Die Lebensqualität und die Stressbewältigung lassen sich verbessern.

Mit den genannten vier Methoden spannt man einen Bogen von reiner Sporttherapie zu meditativen und psychotherapeutischen Verfahren der Bewegungstherapie. Dies spiegelt auch die Mehrdimensionalität des Menschen wider.

Das Erlernen der genannten Methoden sollte unter Anleitung in Gruppen erfolgen. Dadurch schafft man soziale Kontakte und verhindert die unsachgemäße Anwendung der Methoden.

Pflanzenheilkunde

Es gibt eine ganze Reihe wirksamer Heilpflanzen, die bei psychischen Beschwerden ausgleichend wirken. Im Folgenden finden Sie Informationen über vier Pflanzen, die uns im Zusammenhang mit Depressionen vielversprechend erscheinen.

Lavendel

Lavendel (*Lavendula angustifolia*) ist eine Pflanze, die reich an beruhigend wirkenden ätherischen Ölen ist. Mittlerweile gibt es auch Präparate mit dem ätherischen Öl zur Einnahme (z. B. Lasea®). Lasea® wird bei Unruhezuständen und Angstgefühlen eingesetzt.
Es hat sich gezeigt, dass Lavendel milde antidepressive und angstlösende Eigenschaften besitzt, wie auch eine naturalistische kleine Fallstudie der Charité zeigte. Insbesondere die Symptome Unruhe und Angst wurden hierbei positiv beeinflusst (Fissler et al. 2014).
Lavendel eignet sich auch für die äußere Anwendung, z. B. als Badezusatz. Badezusätze gibt es fertig im Handel (z. B. WELEDA Lavendel Entspannungsbad). Man kann einen Badezusatz

auch selbst herstellen, indem man 20–25 Tropfen ätherisches Öl auf ein Vollbad gibt. Das ätherische Öl muss in diesem Fall zuerst mit etwas Honig oder Sahne verrührt werden, damit es emulgiert und wasserlöslich wird. Der Badezusatz ist niedriger dosiert als das ätherische Öl zur Einnahme als Präparat. Das Lavendelbad eignet sich daher eher zur allgemeinen Entspannung.

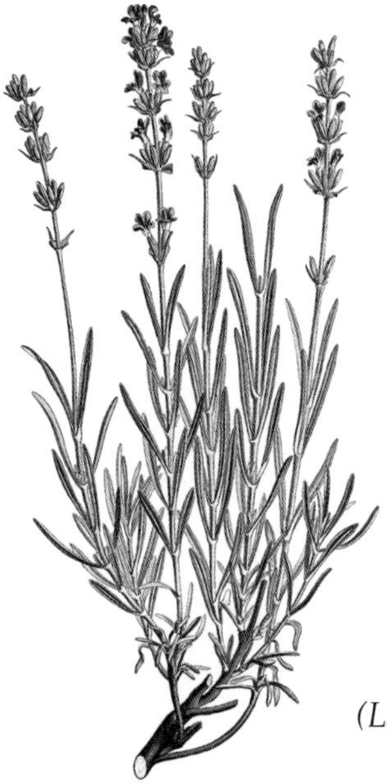

Lavendel (Lavendula angustifolia, Lavendula vera)

Johanniskraut

Johanniskraut (*Hypericum perforatum*) ist bekannt als Mittel bei leichten depressiven Verstimmungen. Johanniskraut ist bei leichter und mittelgradiger Depression ebenso wirksam wie herkömmliche Antidepressiva und wird in den Leitlinien zur Behandlung der Depression ausdrücklich erwähnt.

Johanniskraut hat einen ähnlichen Wirkmechanismus wie chemisch-synthetische Antidepressiva. Es hemmt die Wiederaufnahme von Serotonin, Dopamin und Noradrenalin.

Besonders interessant ist sein Einfluss auf die Lichtausbeute. So verbessert Johanniskraut die Ausbeute von UV-Licht und den lichtabhängigen Melatonin-Stoffwechsel, der wiederum im Zusammenhang mit dem Serotonin-Stoffwechsel steht. Für die Therapie mit Johanniskraut bedeutet dies: Neben unspezifischen Depressionen eignet sich Johanniskraut in besonderem Maße bei Winterdepression.

Die traditionelle Vorstellung, dass die Johanniskrautblätter durch die in ihnen befindlichen kleinen Löcher das Sonnenlicht aufnehmen und speichern, dass sie am längsten Tag des Jahres geerntet werden sollten (Johanni, 24.6.) und dann in der dunklen Jahreszeit das Sonnenlicht wieder abgeben, passt gut zu diesen wissenschaftlichen Erkenntnissen.

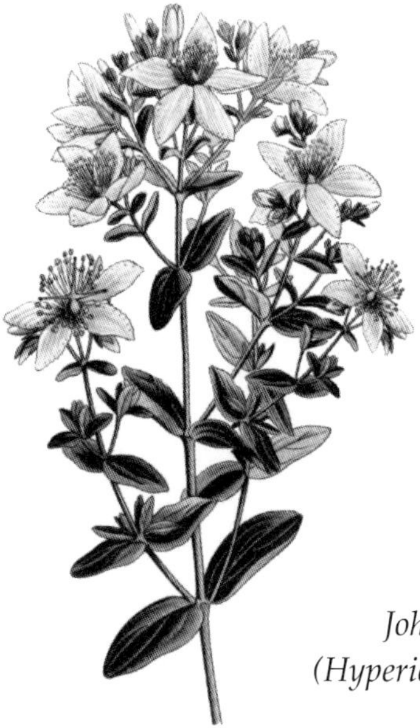

Johanniskraut
(Hypericum perforatum)

! Bei Johanniskraut werden häufig Wechselwirkungen mit anderen Medikamenten beobachtet, auch mit der Anti-Baby-Pille. Sprechen Sie daher mit dem Arzt und Apotheker über die anderen Medikamente, die Sie einnehmen. Eine ärztliche Verordnung ist notwendig!

Kava-Kava

Als wesentliche angstlösende Pflanze wird seit jeher Kava-Kava (*Piper methysticum*) angesehen, deren Spezialextrakt in verschiedenen Studien günstige Wirkungen zeigte. Der Kava-Extrakt ist seit einigen Jahren verboten, da eine leberschädigende Wirkung befürchtet wird.
Zur Verfügung steht das homöopathische Arzneimittel *Piper methysticum,* das bei geistigen Erschöpfungszuständen aufgrund übermäßiger Beanspruchung eingesetzt wird.

Piper methysticum D6 oder D12: 3 x tgl. 5 Globuli in der akuten Situation, bei Besserung reduzieren.

Baldrian

Die Wurzel von Baldrian (*Valeriana officinalis*) enthält ätherisches Öl mit Valerensäuren, die beruhigend, konzentrations- und leistungsfördernd wirken und zudem die Schlafbereitschaft fördern.

Auffällig bei Baldrian ist, dass die Einschlafzeit verkürzt und die Schlafqualität verbessert werden. Gleichzeitig wird auch die Tagesbefindlichkeit, z. B. die Konzentrationsfähigkeit, verbessert.

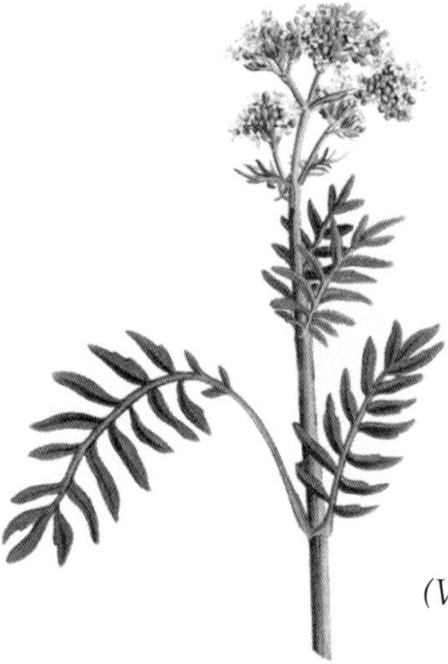

Baldrian
(Valeriana officinalis)

Baldrian wird als Fertigarzneimittel eingesetzt. Achten Sie auf eine Tagesdosis von ca. 600 mg Extrakt. Gerne wird Baldrian kombiniert mit Hopfenzapfen, Melissenblättern und Passionsblumenkraut.

Mikronährstoffe

Mikronährstoffe sind Vitamine und Mineralien. Mineralien werden in Mengen- und Spurenelemente unterteilt.

Zu den Mikronährstoffen zählen Stoffe, die vom Körper nicht selbst produziert werden und zugeführt werden müssen, was normalerweise über die Nahrung in ausreichender Menge erfolgt.

Bereits in der durchschnittlichen Bevölkerung kann eine Unterversorgung mit Mikronährstoffen wie Zink, Selen oder Magnesium auftreten. (Bergheim et al. 2003). Eine ausreichende Versorgung ist die Grundlage dafür, dass eingeleitete Veränderungen sich auch auf körperlicher Ebene auswirken können.

Homocystein, S-Adenosylmethionin, Folsäure und Vitamin B12

Bei depressiven Menschen beobachtet man häufig einen niedrigen Vitamin B_{12}- und Folsäurespiegel und einen hohen Homocystein-Spiegel im Blut. Homocystein ist ein körpereigener Stoff, über den in den letzten Jahren immer mehr berichtet wurde. Er ist ein giftiges Stoffwechsel-

Zwischenprodukt, das mit Hilfe von B-Vitaminen abgebaut wird. Bei einem Mangel an Vitamin B_6, Vitamin B_{12} oder Folsäure kommt es zu einem erhöhten Homocystein-Spiegel (Hyperhomocysteinämie), der mit Depressionen assoziiert ist. Bei einer Hyperhomocysteinämie kann die Bildung von Botenstoffen wie Serotonin im Gehirn beeinträchtigt sein. Antidepressiva wirken besser, wenn z. B. Folsäure zusätzlich verordnet wird (Papakostas et al. 2012).
Wie in einer kürzlich erschienenen placebokontrollierten Studie gezeigt, ist S-Adenosylmethionin in der Zusatztherapie von therapieresistenten Depressionen wirksam. S-Adenosylmethionin sollte nur unter ärztlicher Überwachung eingenommen werden (Papakostas et al. 2010).

! Im Falle von nachgewiesenen Mangelzuständen sollten vorübergehend höher dosierte Präparate, die insbesondere B-Vitamine enthalten, eingenommen werden (z. B. Abtei Vitamin B Komplex Forte; 3 Monate täglich eine Kapsel). Bei erheblichen Mangelzuständen von Vitamin B_{12} ist vorübergehend auch eine subkutane Injektion erforderlich, was ärztlich durchgeführt wird.

Vitamin D

Vitamin D ist ein fettlösliches Vitamin. Es wird dem Körper zu einem geringen Teil über die Nahrung (z. B. Lebertran, Fischöle) zugeführt. Der weitaus größere Teil wird unter Sonnenlicht vom Körper selbst in der Haut gebildet – womit das Vitamin D unter allen Vitaminen eine Sonderstellung hat, da es als einziges Vitamin vom Körper selbst produziert werden kann. Hierbei hängt die gebildete Menge Vitamin D direkt mit der Fläche der Haut zusammen, die von der Sonne beschienen wird. Halten wir uns zu selten in der Sonne auf – und das trifft viele Menschen gerade in der nördlichen Halbkugel, insbesondere, wenn sie wenig im Freien sind – und/oder nehmen wir zu wenig Vitamin D mit der Nahrung auf, kommt es zu einem Vitamin D-Mangel.

Interessanterweise wurde von einer Forschergruppe um Barbara Schneider (Frankfurt/Main) beobachtet, dass bei Patienten mit Schizophrenie, Depression und Alkoholabhängigkeit ebenfalls ein auffälliger Mangel an Vitamin D herrscht. Sie verweist auf Arbeiten, in denen gezeigt wurde, dass eine Vitamin D-Gabe im Win-

ter auch die Stimmung der Probanden verbesserte. Die Assoziation von Depression und Vitamin D-Mangel konnte in einer sehr großen Studie mit mehr als 12 000 Teilnehmern kürzlich bestätigt werden (Hoang et al. 2011).
Die Rolle von Vitamin D im Gehirnstoffwechsel ist bislang kaum erforscht. Dennoch schlagen die Autoren vor, den Vitamin D-Mangel auszugleichen.

! Ein Vitamin D-Mangel ist in der Bevölkerung sehr verbreitet, so dass auch eine Supplementierung der empfohlenen Tagesdosis dieser Stoffe empfohlen werden kann. Vorübergehend kann bei einem nachgewiesenen Mangel auch eine deutlich höhere Dosis eingenommen werden.

Mineralien

Zink, Selen und Magnesium sind Mineralien, deren Mangel bzw. niedriger Blutspiegel mit Depression assoziiert ist und denen bei der Behandlung therapieresistenter Depressionen eine supportive Rolle zukommen könnte (Hausteiner et al. 2007).

Omega-3-Fettsäuren

Auch ein Mangel oder niedrige Blutspiegel an mehrfach ungesättigten Fettsäuren ist mit Depression assoziiert. Umgekehrt zeigten sich Behandlungen mit Omega-3-Fettsäuren wirksam bei der Behandlung depressiver Symptome.
Für die Zufuhr von Omega-3-Fettsäuren hat sich das Leinöl bewährt. Wir empfehlen Ihnen, auch aus Gründen der allgemeinen Gesundheitsförderung, täglich 1 TL Leinöl einzunehmen. Bitte achten Sie darauf, das angebrochene Leinöl dunkel, verschlossen und wärmegeschützt aufzubewahren und zügig zu verbrauchen, da es schnell ranzig wird.

! Mangelzustände werden vom Arzt durch eine Blutuntersuchung festgestellt und sollten auch vom Arzt behandelt werden.

Auch wenn die Depression eine schwere Krankheit ist, so gibt es doch – im Bereich der Komplementärmedizin – verschiedene Ansatzstellen, um die Entwicklung günstig zu beeinflussen. Die Homöopathie, die Ordnungstherapie, die Pflanzenheilkunde und die Behandlung mit Mikronährstoffen wurden oben ausführlich besprochen.

Im Folgenden wollen wir auf ausgewählte Maßnahmen zur Selbsthilfe näher eingehen. Sie finden zunächst einige Hinweise zur Einnahme von Mikronährstoffen. Anschließend stellen wir ausgewählte Komplexmittel, pflanzliche Arzneien und anthroposophische Mittel vor, die sich bei drei besonders häufigen Beschwerden bewährt haben: bei Schmerzen, Schlafstörungen und Unruhezuständen.

Einnahme von Mikronährstoffen

Wie bereits beschrieben, halten wir eine ärztliche Beratung im Hinblick auf die Therapie mit Mikronährstoffen für sinnvoll.

Ist dies nicht möglich, so empfehlen wir folgendes Vorgehen:

Zur Einnahme von Mikronährstoffen
Eine zusätzliche Einnahme von Kombinationspräparaten (Supplementierung), die in Apotheken oder Drogerien frei verkäuflich erhältlich sind, ist generell bei einer Depression zu empfehlen. Diese Präparate enthalten oftmals die empfohlenen Tagesdosen der Mikronährstoffe. Fettlösliche Vitamine und Mineralien sind meist in geringerer Dosierung als der Tagesdosis enthalten.
Nach einer täglichen Einnahme über einen Zeitraum von z. B. vier Wochen sollte eine kurze Phase der Nichteinnahme folgen, damit Überdosierungen, z. B. von Vitaminen, die fettlöslich sind (wie Vitamin A, D, E und K), verhindert werden, obwohl die Gefahr bei diesen Kombinationspräparaten sehr gering ist. Die Einnahme kann für 1 bis 3 Monate empfohlen werden.
Empfehlenswert ist bei einer Depression auch die Zink-, Selen- und Magnesium-Supplementierung.

Mikronährstoffe und Dosierung

Mikronährstoff	**Empfohlene Tagesdosis <u>ohne</u> nachgewiesenen Mangel**	**Höher dosierte Präparate bei nachgewiesenem Mangel**
Vitamin B_6	1,4 mg	10 mg
Folsäure	200 µg	450 µg
Vitamin B_{12}	2,5 µg	10 µg
Vitamin D	5 µg	10 µg
Zink	10 mg	20–40 mg
Selen	60 µg	100 µg
Magnesium	300 mg	300–600 mg
Omega-3-Fettsäuren	1 g	1 g

Komplexmittel, pflanzliche Arzneimittel und anthroposophische Arzneien

Aus **homöopathischer Sicht** ist die Auswahl einer Arznei anhand eines einzelnen Symptoms nicht optimal, da nur die individualisierte Auswahl unter Berücksichtigung der Persönlichkeit zur richtigen Arznei führt.
Eine vorübergehende Behandlung mit einem homöopathischen Komplexmittel könnte in einigen Situationen aber hilfreich sein. Homöopathische Komplexmittel enthalten eine Kombination von mehreren homöopathischen Mitteln in einer niedrigen Potenz. Sie werden symptomatisch verordnet.
Im Folgenden werden zu umschriebenen Beschwerden (Schmerzen, Schlafstörungen und Unruhezustände), die im Rahmen von Depressionen oft auftreten, einige Komplexmittel, pflanzliche Arzneimittel und Arzneimittel der Anthroposophischen Medizin vorgestellt.

! Die vorgestellten Arzneimittel sind nur als Zusatzbehandlung im Rahmen einer professionellen Hilfestellung gedacht.

Schmerzen

Schmerzen sind häufige Symptome der Depression. Sie sind mit schwereren Verläufen assoziiert. Oftmals werden dem Arzt nur Schmerzen als Symptom präsentiert, die behandelt werden sollen. Das Erkennen der mit den Schmerzen einhergehenden Depression ist in diesen Fällen wichtig, da die Behandlungsstrategie dadurch maßgeblich beeinflusst wird.
Zwei **homöopathische Komplexmittel** können bei Muskel- und Sehnenschmerzen sowie Nervenschmerzen eingesetzt werden und zusätzlich zu den herkömmlichen Maßnahmen angewendet werden.

! Die empfohlenen Arzneien sind als alkoholische Tropfen erhältlich und sollten nicht eingenommen werden bei Alkoholabhängigkeit und Lebererkrankungen.
Vorsicht auch bei schwangeren und stillenden Frauen sowie bei Kindern unter 12 Jahren.

Rhus toxicodendron N Oligoplex® enthält *Rhus toxicodendron* D4 und *Bryonia* D3. Es wird bei Muskel- und Sehnenschmerzen eingesetzt.

Rhus toxicodendron N Oligoplex® Dilution

- Dosierung: 1 x täglich 5 Tropfen, bei Besserung Reduktion der Dosis
- Länger als eine Woche **nur in Rücksprache** mit einem Homöopathen einnehmen!
- Gegenanzeigen: Überempfindlichkeit gegen Giftsumachgewächse (*Rhus toxicodendron*)
- Nebenwirkungen: In sehr seltenen Fällen Magen-Darm-Beschwerden oder Hautreaktionen

CedronPentarkan® wird bei Nervenschmerzen und Missempfindungen an Kopf, Rücken und Beinen eingesetzt. Es enthält *Cedron* D2, *Arsenicum album* D5, *Colocynthis* D5, *Aconitum* D3 und *Gelsemium* D3.

CedronPentarkan® Dilution

- Dosierung: 1 x täglich 5 Tropfen, bei Besserung Reduktion der Dosis
- Länger als eine Woche **nur in Rücksprache** mit einem Homöopathen einnehmen!

Aus dem Bereich der **Pflanzenheilkunde** ist an innerlich und äußerlich einzusetzende Mittel zu denken: Phytodolor® von Steigerwald wird vor allem bei rheumatischen Schmerzen eingesetzt, bei dauerhaften Rücken- und Gelenkbeschwerden, bei Halswirbelsäulen-, Schulter-, Arm- und Lendenwirbelsyndrom. Es enthält Eschenrinde, Zitterpappelrinde und -blätter und Echtes Goldrutenkraut. Eschenrinde und Zitterpappelrinde wirken ähnlich wie Weidenrinde (aspirinartig), die Goldrute regt die Nierentätigkeit an und wirkt dadurch durchspülend. Gerade bei rheumatischen Beschwerden geht man aus naturheilkundlicher Sicht davon aus, dass die Ausscheidungsorgane angeregt werden müssen, um harnpflichtige Substanzen besser auszuscheiden.

Phytodolor® Tinktur

- Dosierung: 3–4 x täglich 20 Tropfen, bei starken Schmerzen mehrmals täglich 40 Tropfen einnehmen.
- Der Wirkungseintritt erfolgt nach ca. 10–14 Tagen. Die Mindestanwendungsdauer sollte 4–6 Wochen betragen.
- Gegenanzeigen: Das Mittel enthält Alkohol! Daher keine Anwendung bei Leberkranken, Alkoholkranken, Epileptikern, Hirngeschädigten und Kindern.

! Die Wirkung anderer Arzneimittel kann durch Phytodolor beeinträchtigt oder verstärkt werden.

Zur äußerlichen Anwendung geeignet ist Aconit Schmerzöl der Firma WALA. Es enthält *Aconitum napellus* (Eisenhut), D-Campher, ätherisches Lavendelöl und Quarz D9. Anwendungsgebiete sind schmerzhafte entzündliche Erkrankungen, z. B. Nervenschmerzen, Nervenentzündungen, Gürtelrose und rheumatische Gelenkerkrankungen.

Aconit Schmerzöl

- Dosierung: 1–3 x täglich an den schmerzhaften Stellen einreiben; Öl innerhalb von 10 Wochen aufbrauchen.
- Gegenanzeigen: Keine Anwendung bei Kindern unter 6 Jahren, bei Überempfindlichkeit auf Kampfer, Erdnussöl oder Soja

Ebenfalls zur äußerlichen Anwendung geeignet sind Kytta Balsam® f und Kytta Salbe® f. Sie enthalten einen Extrakt der Beinwellwurzel. Der Extrakt wirkt schmerzlindernd, entzündungshemmend und abschwellend. Im Gegensatz zu der

Salbe kombiniert der Balsam den Beinwellwurzelextrakt mit einer chemischen Substanz (Methylnicotinat), die zu einem Wärme-Effekt führt. Bei dem Präparat Kytta Plasma® f ist der Extrakt als Umschlagpaste aufbereitet. Anwendung der Beinwell-Produkte nach Packungsbeilage.

Schlafstörungen

Eine Schlafstörung (Insomnie) ist ein wichtiger Risikofaktor, der zur Entwicklung einer Depression beiträgt. Da Schlafstörungen bei ca. 20 % der Normalbevölkerung vorkommen, ist ihre Behandlung als vorbeugende Maßnahme sinnvoll. Schlafstörungen treten bei 75 % der Menschen mit Depressionen auf und erhöhen die Rückfallwahrscheinlichkeit. Die Behandlung von Schlafstörungen ist daher ein wichtiger Baustein jeder Depressionsbehandlung. Dazu gehören zunächst **schlafhygienische Maßnahmen**:

– Trinken Sie ab dem Nachmittag keine koffeinhaltigen Getränke und vermeiden Sie Nikotin. Alkohol sollten Sie nur in geringen Mengen zu sich nehmen, da er den Schlaf nur scheinbar fördert.

- Nehmen Sie das Abendessen möglichst vor 19:00 Uhr ein. Mit einem vollen Bauch schläft man nicht gut.
- Vermeiden Sie intensive körperliche oder geistige Aktivität kurz vor dem Schlafengehen.
- Schaffen Sie ein kleines Übergangsritual zwischen „Tagwerk" und Nacht: ein Spaziergang, ein warmes Fußbad, eine Entspannungsübung, Tagebuchschreiben etc.
- Lüften Sie Ihr Schlafzimmer, drehen Sie die Heizung herunter.
- Schalten Sie störende Licht- und Geräuschquellen, soweit möglich, aus.

Auch die weiter oben beschriebene **Entspannungsübung** kann einen guten Übergang darstellen, wenn sie abends durchgeführt wird.
Daneben gibt es eine Reihe von **Pflanzen**, die bei Schlafstörungen zur Anwendung kommen. Besonders geeignet sind Baldrian, Passionsblume, Hopfen, Lavendel und Melisse.
Das pflanzliche Arzneimittel Moradorm S® verbindet Baldrian, Passionsblume und Hopfen zu einem Kombinationspräparat.

Moradorm S®

- Dosierung: 1–2 Tabletten 1 Stunde vor dem Schlafengehen
- Gegenanzeigen: Nicht in der Schwangerschaft anwenden.
- Nebenwirkungen sind keine bekannt.

Aber auch Baldrian als Einzelpräparat in einer Dosierung von ca. 450 mg (z. B. Baldrian-ratiopharm® Dragees) ist gut wirksam.

Baldrian-ratiopharm®

- Dosierung: 1–2 Dragees 1 Stunde vor dem Schlafengehen
- Gegenanzeigen: Nicht in der Schwangerschaft anwenden.
- Nebenwirkungen sind keine bekannt.

Das **homöopathische Einzelmittel** *Zincum valerianicum* D4 kann bei Schlafstörungen mit unruhigen Beinen eingesetzt werden. Drei Kügelchen vor dem Schlafengehen können verabreicht werden.
Bei Schlafstörungen generell kann das **homöopathische Komplexmittel** Nervoregin® eingesetzt werden. Es enthält *Acidum phosphoricum*

D4, *Avena sativa* Ø (Urtinktur), *Humulus lupulus* Ø und *Passiflora incarnata* D2.

Nervoregin®

- Dosierung: 30 Minuten vor dem Schlafengehen 20–30 Tropfen in einem Glas Wasser einnehmen.
- Gegenanzeigen: Nicht bei Alkoholabhängigkeit und Lebererkrankungen, nicht in der Schwangerschaft, Stillzeit und nicht bei Kindern unter 12 Jahren

Besonders gut eignet sich bei Schlafstörungen die Verabreichung von einem **Schlaftee**: Man bereitet den Tee zu, er zieht, während man sich allmählich bettfertig macht und trinkt dann den warmen Tee schluckweise.

Schlaftee

40 g Melissenblätter
40 g Hopfenzapfen
20 g Pomeranzenschalen
20 g Fenchelsamen (angestoßen)

1 Teelöffel der Mischung mit einer großen Tasse kochendem Wasser überbrühen, zugedeckt 5–10 Minuten ziehen lassen

Michael Elies, Annette Kerckhoff, Ulrich Koch: Schlafstörungen – Selbsthilfe und Schlaftypen. Essen: KVC 2015

Unruhezustände

Unruhe und Nervosität sind Symptome der Depression, die in Phasen verstärkt auftreten können. Diese Zustände sind für den Patienten oft sehr belastend. Eine Behandlung ist mit Mitteln der Komplementärmedizin gut möglich.
Eine **Teemischung** ist z. B. Schlaf- und Nerventee von Aurica.

100 g Tee enthalten:
Baldrianwurzel 30 g
Melissenblätter 25 g
Hopfenzapfen 15 g
Lavendelblüten 15 g
Sonstige Bestandteile: Bitterorangenblüten, Kamillenblüten, Süßholzwurzel

Zubereitung: 1 flachen Esslöffel mit siedendem Wasser (150 ml) übergießen, 10 Minuten bedeckt ziehen lassen, über Teesieb abgießen; mehrmals täglich zwischen den Mahlzeiten und vor dem Schlafengehen eine Tasse Tee warm trinken.

Aus der Behandlung der Schlafstörung ist insbesondere der Lavendel bekannt. Lavendelöl ist, wie weiter oben schon beschrieben, bei Unruhezuständen und ängstlicher Verstimmung indiziert. Das **pflanzliche Arzneimittel** Lasea® enthält Lavendelöl und wird zur Behandlung von Unruhezuständen bei ängstlicher Verstimmung eingesetzt

Lasea®

- Dosierung: 1 x täglich 80 mg, abends zum Essen; eine langfristige Behandlung ist möglich.
- Gegenanzeigen: Keine Anwendung in der Schwangerschaft.

! Lavendelöl kann die Wirkung von Barbituraten, Benzodiazepinen und anderen Medikamenten verstärken und sollte daher nicht ohne ärztliche Begleitung eingenommen werden.

Das **homöopathische Komplexmittel** Nervoheel N® enthält *Acidum phosphoricum, Zincum valerianicum, Kalium bromatum, Strychnos ignatii* und *Sepia officinalis,* jeweils in der Potenz D4. Es zeigte sich in einer nicht-randomisieren, prospektiven Studie bei milden Unruhezuständen

ebenso wirksam wie Lorazepam, ein häufig eingesetztes Präparat bei Unruhe und Angst.
Bei Erschöpfung und bestehender Unruhe ist es angezeigt.

Nervoheel N®

- Dosierung: 3 x täglich 1 Tablette
- Gegenanzeigen: Nicht bei Bromüberempfindlichkeit, nicht in der Schwangerschaft, Stillzeit und bei Kindern unter 12 Jahren anwenden.

Bei getriebener Unruhe könnte die Behandlung mit dem homöopathischen Komplexmittel Neurexan® eine Möglichkeit sein. Es enthält folgende Bestandteile: *Passiflora incarnata* D2, *Avena sativa* D2, *Coffea arabica* D12, *Zincum valerianicum* D4.

Neurexan®

- Dosierung: 1–3 x täglich 1 Tablette, bei akuten Zuständen alle halbe bis ganze Stunde bis zu 12 x täglich 1 Tablette im Mund zergehen lassen.
- Gegenanzeigen: Nicht in der Schwangerschaft, Stillzeit und bei Kindern unter 12 Jahren anwenden.

Ein weiteres homöopathisches Komplexmittel, das bei Erschöpfung und Nervosität eingesetzt werden kann, ist Manuia®. In einer Beobachtungsstudie an 420 Patienten zeigte es eine gute Wirksamkeit (Wilkens, Klement 2011). Es enthält *Damiana, Panax ginseng, Acidum phosphoricum* D2 und *Ambra* D3.

Manuia®

- Dosierung: 1–3 x täglich 1 Tablette, bei akuten Zuständen alle halbe bis ganze Stunde bis zu 6 x täglich 1 Tablette im Mund zergehen lassen.
- Gegenanzeigen: Nicht in der Schwangerschaft, Stillzeit und bei Kindern unter 12 Jahren anwenden.

! Wechselwirkungen mit gerinnungshemmenden Mitteln wurden beobachtet. Auch Patienten mit Diabetes sollten vor Einnahme den behandelnden Arzt fragen.

Schließlich sollte an das homöopathische Komplexmittel Calmvalera von der Firma Hevert gedacht werden. Ähnliche Mischungen galten früher als typische „Frauenmittel" und wurden gerne bei Frauen eingesetzt, bei denen die Vereinbarkeit von Familie und Beruf, die Anforderungen der häuslichen Krankenpflege oder auch Mobbing ein Thema darstellen.

Calmvalera Hevert®

- Dosierung: Bei akuten Zuständen bis zu 6 Tabletten täglich, zur Dauertherapie 1–3 x täglich 1 Tablette
- Gegenanzeigen: Nicht in der Schwangerschaft, Stillzeit und bei Kindern unter 12 Jahren anwenden.

Das **anthroposophische Arzneimittel** Bryophyllum (Brutblatt) hat sich in der Behandlung von Unruhezuständen aller Art bewährt.

Bryophyllum Trit. 50 %

- Dosierung: Bei akuten Zuständen bis zu 4 x 2 Messerspitzen oder als Basisbehandlung tagsüber 4 x 1 Messerspitze
- Gegenanzeigen: Nicht in der Schwangerschaft, Stillzeit und bei Kindern unter 12 Jahren anwenden.

Hilfreiche Internet-Adressen

www.deutsche-depressionshilfe.de
www.deutsche-depressionshilfe.de/forum-depression
www.depressionsliga.de
www.buendnis-depression.de
www.ak-leben.de
www.suizidpraevention-deutschland.de
www.psychiatrie.de/bapk
www.berliner-krisendienst.de
www.telefonseelsorge.de

www.dzvhae.de (Arztsuche Homöopathie)
www.kbv.de (Arztsuche allgemein)

www.carstens-stiftung.de
(Forschung zur Komplementärmedizin)
www.kvc-verlag.de, www.naturundmedizin.de
(Literatur zur Komplementärmedizin)

Literatur

Adler UC, Paiva NMP, Cesar AT et al: Homeopathic Individualized Q-potencies versus Fluoxetine for Moderate to Severe Depression: Double-blind, Randomized Non-inferiority Trial. Evidence-Based Complementary and Alternative Medicine. Volume 2011, Article ID 520182

Adler UC, Paiva NMP, Cesar AT et al: Homeopathic treatment of depression: series of case report. Revista De Psiquiatria Clinica. 2008; 35: 74–78.

Altner N, Michalsen A, Richards B, Reichhart H: Stressbewältigung durch Achtsamkeit als Unterstützung bei der Reduzierung des Tabakkonsums bei Krankenhauspersonal. In: Heidenreich T, Michalak J (Hrsg.): Achtsamkeit und Akzeptanz in der Psychotherapie. Tübingen: dgvt-verlag; 2004: 59.

Andlin-Sobocki P, Wittchen H: Cost of affective disorders in Europe. European Journal of Neurology. 2005; 12 Suppl 1: 34–38.

AOK Pressemitteilungen: AOK Rheinland/ Hamburg fordert Zurückhaltung bei der Verordnung von Psychopharmaka. URL www.aok.de/rheinland-hamburg/die-aok/presse-pressemitteilungen-172974.php, 30.3.2011.

Appell R: Homöopathie, Psychotherapie & Pychiatrie: Hahnemanns weiter wirkender Impuls. Heidelberg: Haug; 1993.

Bergheim I, Parlesak A, Dierks C et al: Nutritional deficiencies in German middle-class male alcohol consumers: relation to dietary intake and severity of liver disease. European Journal of Clinical Nutrition. 2003; 57: 431–438.

Burton C, McGorm K, Weller D, Sharpe M: Depression and anxiety in patients repeatedly referred to secondary care with medically unexplained symptoms: a case-control study. Psychological Medicine. 2011; 41: 555–563.

Davidson JRT, Morrison RM, Shore J et al: Homeopathic treatment of depression and anxiety. Alternative Therapies in Health and Medicine. 1997; 3: 46–49.

Davidson JRT, Gaylord S: Homeopathic and psychiatric perspectives on grief. Alternative Therapies in Health and Medicine. 1998; 4: 30–35.

Davidson JRT, Crawford C, Ives JA, Jonas WB: Homeopathic Treatments in Psychiatry: A Systematic Review of Randomized Placebo-Controlled Studies. Journal of Clinical Psychiatry. 2011; 72: 795–805.

DiMatteo MR, Lepper HS, Croghan TW: Depression is a risk factor for noncompliance with medical treatment – Meta-analysis of the effects of anxiety and depression on patient adherence. Archives of Internal Medicine. 2000; 160: 2101–2107.

Eisenberg DM, Davis RB, Ettner SL et al.: Trends in alternative medicine use in the United States, 1990–1997 – Results of a follow-up national survey. Jama – Journal of the American Medical Association. 1998; 280: 1569–1575.

Ferrari AJ, Charlson FJ, Norman RE et al.: Burden of Depressive Disorders by Country, Sex, Age, and Year: Findings from the Global Burden of Disease Study 2010. PLoS Medicine. 2013; 10 (11): e1001547.

Fissler M, Quante A: A Case Series on the use of Lavendula Oil Capsules in Patients suffering from Major Depressive Disorder and Symptoms of Psychomotor Agitation, Insomnia and Anxiety. Complementary Therapies in Medicine. 2014; 22(1):63–69.

Gallavardin J-P: Psychism and Homeopathy. Reprint Edition. B. Jain Publishers; 2004.

Gerrig R, Zimbardo P: Psychologie. 18 Auflage. Hallbergmoos: Pearson Studium; 2008.

Hansen HV, Kessing LV:Adherence to antidepressant treatment. Expert Review of Neurotherapeutics. 2007; 7: 57–62.

Hausteiner C, Bornschein S, Zilker T et al.: Über den möglichen Einfluss der Ernährung auf die psychische Gesundheit. Der Nervenarzt. 2007; 78 (6): 696, 698–700, 702–705.

Hoang MT, DeFina LF, Willis BL et al: Association Between Low Serum 25-Hydroxyvitamin D and Depression in a Large Sample of Healthy Adults: The Cooper Center Longitudinal Study. Mayo Clinic Proceedings. 2011; 86: 1050–1055.

Hock N: Ängste, Zwänge und Depressionen. In: Homöopathie und Symbol. 2010.

Hoffmann S: Diagnosespektrum in homöopathischen Arztpraxen – eine prospektive Beobachtungsstudie und ein Vergleich zu konventionellen Arztpraxen. Dissertation an der Medizinischen Fakultät Charité – Universitätsmedizin Berlin; 2007.

Katz T, Fisher P, Katz A et al: The feasibility of a randomised, placebo-controlled clinical trial of homeopathic treatment of depression in general practice. Homeopathy. 2005; 94: 145–152.

Kennedy S, McIntyre R, Fallu A, Lam R: Pharmacotherapy to sustain the fully remitted state. Journal of Psychiatry &Neuroscience. 2002; 27: 269–280.

Koch U: Zeitgemäße homöopathische Behandlung von psychischen Störungen am Beispiel

Depression. AVRecord, Live-Mittschnitt Deutscher Homöopathie-Kongress. 2011.
Moeller HJ: Outcomes in major depressive disorder: The evolving concept of remission and its implications for treatment. World Journal of Biological Psychiatry 2008; 9.
Nahas R, Sheikh O: Complementary and alternative medicine for the treatment of major depressive disorder. Canadian Family Physician. 2011; 57 (6): 659–663.
Papakostas GI, Mischoulon D, Shyu I et al: S-Adenosyl Methionine (SAMe) Augmentation of Serotonin Reuptake Inhibitors for Antidepressant Nonresponders With Major Depressive Disorder: A Double-Blind, Randomized Clinical Trial. American Journal of Psychiatry. 2010; 167: 942–948.
Papakostas GI, Shelton RC, Zajecka JM et al. L-methylfolate as adjunctive therapy for SSRI-resistant major depression: results of two randomized, double-blind, parallel-sequential trials. Am J Psychiatry. 2012; 169: 1267–1274.
Parker G, Brotchie H: Gender differences in depression. International Review of Psychiatry. 2010; 22: 429–436.
Perez CB, Tomsko PL: Homeopathy and the treatment of mental illness in the 19th century.

Hospital and Community Psychiatry. 1994; 45: 1030–1033.

Pilkington K, Kirkwood G, Rampes H et al: Homeopathy for depression: a systematic review of the research evidence. Homeopathy. 2005; 94: 153–163.

Reichenberg-Ullman J, Ullmann R: Homöopathie bei Depression und Angsstörung. Narayana; 2010.

Rimer J, Dwan K, Greig CA et al: Exercise for Depression. The Cochrane Library. Published online 11 Jul 2012 DOI: 10.1002/14651858. CD004366.pub5.

Schwabe P U, Paffrath D (Hrsg.): Arzneiverordnungs-Report 2004 bzw. 2012: Aktuelle Daten, Kosten, Trends und Kommentare. Springer: Heidelberg; 2004 und 2012.

Statistisches Bundesamt: Genesis Online Datenbank.

Thomas C, Morris S: Cost of depression among adults in England in 2000. The British Journal of Psychiatry. 2003; 183: 514–519.

Ustün T, Ayuso-Mateos J, Chatterji S et al: Global burden of depressive disorders in the year 2000. The British Journal of Psychiatry. 2004; 184: 386–392.

Voehringer PA, Ghaemi SN: Solving the Antidepressant Efficacy Question: Effect Sizes in

Major Depressive Disorder. Clinical Therapeutics. 2011; 33: B49–B61.
Wilkens J, Klement P: Treatment of nervous complaints and exhaustion with the homeopathic medicinal product Manuia® – Results of a cohort study. Proceedings of the 66th World Homoeopathic Congress of LHMI. New Delhi; 2011.
Wittchen H, Jacobi F: Size and burden of mental disorders in Europe – a critical review and appraisal of 27 studies. European Neuropsychopharmacology. 2005; 15: 357–376.
Ziehaus O, Staedt J, Klieme M: The Homeopathic Treatment of Alcohol Addiction. Suchtmedizin in Forschung und Praxis 2010; 12: 257–262.

Der Autor

Dr. med. Otto Ziehaus ist Facharzt für Nervenheilkunde mit Zusatzbezeichnungen für Homöopathie und Naturheilverfahren. Er war viele Jahre im Suchtbereich des Vivantes Klinikums Spandau in Berlin, Klinik für Psychiatrie und Psychotherapie tätig. Dort leitete er das Projekt der Carstens-Stiftung zur Alkoholkrankheit. Aktuell ist er im Gemeinschaftskrankenhaus Havelhöhe in Berlin als Oberarzt in der Psychosomatik sowie im MVZ Spandau Arcaden im ambulanten Bereich tätig. Zu seinen Schwerpunkten zählen neben der Behandlung von seelischen Erkrankungen auch die Behandlung von neurologischen Erkrankungen wie Parkinson, Demenz und Multiple sklerose.

Die Autorin

Dr. Annette Kerckhoff, BSc Komplementärmedizin und European Master of Health Promotion, Lehrbeauftragte für naturheilkundliche Selbsthilfestrategien, Phytotherapie und Medizingeschichte, ist seit fast zwei Jahrzehnten auf die laienverständliche Vermittlung von Gesundheitswissen und Selbsthilfemaßnahmen spezialisiert. Sie hat zahlreiche Ratgeber und Patienteninformationen geschrieben und arbeitet für die Carstens-Stiftung : Natur und Medizin. Annette Kerckhoff hat diverse nebenberufliche Lehraufträge an der Hochschule für Gesundheit & Sport, Technik & Kunst (Berlin und Ismaning) und der Hochschule Coburg.

Carstens-Stiftung : Natur und Medizin
Erforschen. Erklären. Erleben

Ob Pflanzenheilkunde, Homöopathie oder Blutegeltherapie – die Komplementärmedizin ist sehr vielseitig.

Wichtig dabei ist, genau zu wissen, welches Therapieverfahren bei welchen Krankheiten helfen kann. Antworten auf Ihre Fragen zur Komplementärmedizin gibt die Carstens-Stiftung : Natur und Medizin. Die Stiftung setzt sich dafür ein, dass Naturheilkunde und Homöopathie in der Medizin stärker verankert werden.

Ihren Auftrag, Forschungsarbeiten zu veröffentlichen und ihre Ergebnisse verständlich aufzubereiten, nimmt die Stiftung sehr ernst. Dazu wurde 1998 der KVC Verlag gegründet und auf diesem Weg ein individuelles Profil für die Veröffentlichungen geschaffen.

Um Forschung zu fördern und Patienten fundiert beraten zu können, ist die Stiftung auf die Unterstützung ihrer Fördermitglieder angewiesen. Eine Mitgliedschaft bei Natur und Medizin e. V. lohnt sich: Schon ab 42 Euro im Jahr erhalten Sie die sechsmal im Jahr erscheinende Mitgliederzeitschrift, ein exklusives Ratgeberangebot und einen Recherche-Service zu individuellen Indikationen und Therapiemöglichkeiten.

Die Buchreihe *Was tun bei ...* im KVC Verlag

Alkoholabhängigkeit – Homöopathie und Komplementärmedizin (2011)

Colitis ulcerosa und Morbus Crohn – Naturheilkunde und Integrative Medizin (3. Aufl. 2014)

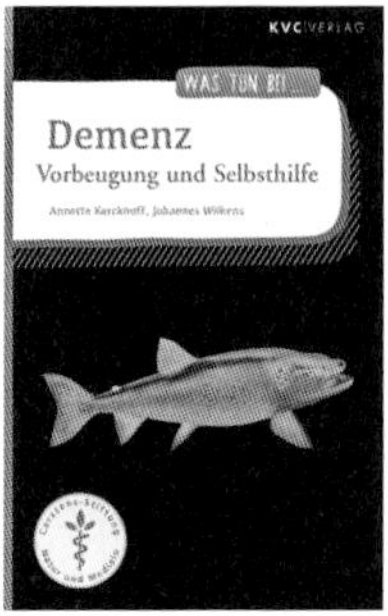

Demenz – Vorbeugung und Selbsthilfe (2014)

Depression – Homöopathie und Komplementärmedizin (2. Aufl. 2016)

Diagnose Krebs – Homöopathie und Schüßler Salze (2013)

Endometriose – Homöopathie und Komplementärmedizin (2011)

Grauer Star und Altersweitsichtigkeit (2. Aufl. 2015)

Grippe und Infekte – Vorbeugung und Behandlung (2015)

Heilfasten (2010)

Heuschnupfen (2. Aufl. 2016)

Kopfschmerzen von Kindern (2007)

Mittelohrentzündung – Homöopathie und Naturheilkunde (2. Aufl. 2016)

Nasennebenhöhlenentzündung – Naturheilkunde und Homöopathie (2. Aufl. 2015)

Osteoporose – Vorbeugung und Selbsthilfe (2015)

Parkinson – Selbsthilfe und Komplementärmedizin (2009)

Prüfungsangst – Akupunktur und Naturheilkunde (2010)

Raucherentwöhnung (2. Aufl. 2014)

Rheuma – Naturheilkundliche Therapie (2. Aufl. 2014)

Schlafstörungen – Selbsthilfe und Schlaftypen (2015)

Schlaganfall – Vorbeugung und Nachbehandlung (2. Aufl. 2015)

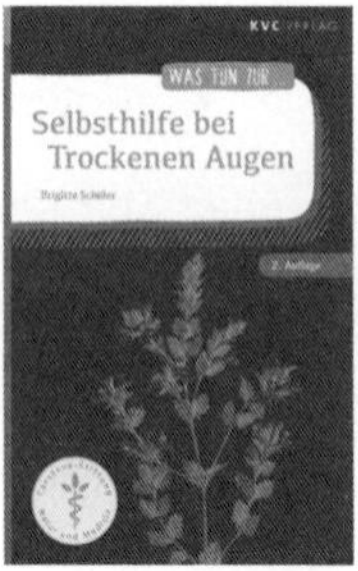

Selbsthilfe bei Trockenen Augen (2. Aufl. 2015)

Krebs und therapiebedingte Nebenwirkungen – Selbsthilfestrategien und wertvolle Tipps (3. Aufl. 2016)

Wundheilung nach Operationen (2. Aufl. 2014)